邹品嘉针灸精义

邹品嘉 著

學苑出版社

图书在版编目(CIP)数据

邬品嘉针灸精义 / 邬品嘉著. —北京：学苑出版社，2009.2
(芝兰斋医话系列丛书)
ISBN 978-7-5077-3229-0

Ⅰ.邬… Ⅱ.邬… Ⅲ.针灸疗法-临床应用-经验-中国-现代
Ⅳ.R246

中国版本图书馆 CIP 数据核字(2009)第 013587 号

责任编辑：付国英　林　霖
出版发行：学苑出版社
社　　址：北京市丰台区南方庄 2 号院 1 号楼
邮政编码：100079
网　　址：www.book001.com
电子信箱：xueyuan@public.bta.net.cn
销售电话：010-67675512、67678944、67601101(邮购)
经　　销：新华书店
印 刷 厂：北京市广内印刷厂
开本尺寸：850×1168　1/32
印　　张：7.625
字　　数：175 千字
印　　数：0001—3000 册
版　　次：2009 年 2 月第 1 版
印　　次：2009 年 2 月第 1 次印刷
定　　价：16.00 元

林 序

中国医学博大精深，源远流长，有着独特的理论基础和丰富的临床实践，流传数千年至今仍广为世人所用。针灸为我国传统医学之一，三千年来历经无数医家的亲身实践，累积了丰富的文献资料且极具价值。随着时代的变迁，中西医学的交流，以及现代医学的临床研究验证，针灸医学已跃上国际舞台，光耀寰宇。

针灸医疗在世界医林中扮演着重要的角色，世界卫生组织（WHO）已公布针灸对至少六十种疾病有特殊的疗效，目前已有多个国家及地区竞相进行研究。学习针灸不仅在欧美先进国家蔚为风潮，在南美洲及非洲等地的一些国家亦炙手可热。吾多次应沙特阿拉伯、阿根廷、西班牙及欧美、澳洲等多国邀请前往演讲及教授针灸。为进一步振兴和发展针灸医学，必须继承与发扬并举，理论与临床并重，结合现代医学知识，开拓思路，指导实践，为针灸医学开拓更广阔的前景。

吾友郇品嘉先生为江苏省高级医师，从事中医针灸五十余年，与吾进行学术交流近二十年，其学验丰富，且多己见，自成一家，并因学术成就卓越而入选《中国专家人名辞典》。邬品嘉先生探灵素之奥旨，求古今之妙法，均凭经验所得，本于科学，切于实用，故编辑成书，公诸于世，可谓殚精竭虑，默默奉献，其志可嘉，其功亦伟。同时，邬先生也一直致力于加强台湾与大陆的针灸学术交流。

邬品嘉先生所著书籍之学术价值勿需赘言，若读者细心研读，可知吾言之不谬也。谨以此序为贺。

台湾　中国医药大学中国医学研究所教授

台湾　中华针灸医学会理事长

林昭庚　谨识

二〇〇八年九月

自序

针灸医学是我国传统医学的重要组成部分，有着几千年的悠久历史，并为世界所瞩目。

余早岁师事邑地名医周乔南先生（1893—1969）。先生原籍苏州，解放初期曾应聘服务于中国人民解放军第99医院，浙江中医学院及附院成立伊始，曾为遴选对象，主要经验入选《浙江近代针灸学术经验集成》。余满师后，在邻镇震泽，组建针灸治疗所。震泽乃吴头越尾，江苏名镇之一，名医云集，誉满吴地。未久，参加集体工作。诊余，师从宋霖若先生（1897—1961），先生系江苏省名中医，浙江金子久嫡传学生；复从钱星若先生（1807—1992），先生亦系江苏省名中医，苏州宋轮一夫子亲授，轮一为孟河费伯雄再传弟子。宋、钱与沪上名医黄文东先生，合称震泽“三鼎甲”，黄老亦震泽人，师承丁甘仁，曾在桑梓悬壶。余之中医学养颇多受益于宋、钱二老，有师生之谊，志之不忘。同时又与汪仲宣、陈德潜二位先生一院相处，共事多年，汪老系东南湾外科名家夏墨农之高足，陈老系上海新中国医学院高材生、浙江陈木扇之后裔，均载誉一方。1960年余承组织推荐，脱产参加苏州地区第三届中医专修班，蒙苏州中医专科学校老师任课，苏城名医亲临指导，铭诸肺腑。时光流逝，已逾半个世纪。呜呼！老辈凋零，唏嘘增感，音容宛在，慨念尤深。

清代赵濂《医门补要·自序》尝言："医贵乎精、学贵乎博、识贵乎卓、心贵乎虚、业贵乎专、言贵乎显、法贵乎活、方贵乎纯、治贵乎巧、效贵乎捷"，诚至理也。考针灸一科，"粗之所易，上之所难"，余滥竽此道，凡五十余年，虽未怠惰，所得，入门而已。学习针灸必先通晓中医理论，挖掘、整理和传承，结合现代医学予以创新，此乃系统工程，须博览深思，方能全其事。

余不敏，从业于兹，点滴所获，不敢自弃，闲辄，或写成读书笔记，或撰有学习心得，或记录临床体会，藏之于箧、储之于阁，部分见诸杂志报刊，或作会议交流发言，或为教学补充材料，颇受好评，希望结集出版。今重新拣出修改整理，私人愚见，聊备刍荛，姑录奉备考，若谓与世争一日之名，则余岂敢。拙编，虽尽心尽力而为，惟因识浅，谬误难免，敬请海内外博雅君子批评指正。是书，承台湾中医师公会联合会理事长林昭庚教授拨冗赐序，蒙学苑出版社热情支持，一并志谢。

浙江南浔邬品嘉　识于吴江远香阁

2008年10月

目 录

上编 针灸医话

中编　辨证施治

下编　腧穴选录

附　　编

上编　针灸医话

浅论《周易》与针灸医学[①]

《周易》是研究中国古代哲学的一部重要文献，成书很早，大约在殷周之交，故称为《周易》。此书非一人一时之作，《史记》称，起源于春秋之际。待考。内容极为广泛，“易之为书也，广大悉备，有天道焉，有人道焉，有地道焉”，被历代学者尊为“经中之经”，对中国文化各方面的影响是不容置疑的，并且亦渗透于医学领域，成为当时医学的核心思想。特别是《周易》中的阴阳学说、天人合一、观物取象、恒动观念等系列理论，对包括针灸一科在内的中国传统医学理论的形成与发展都起着主导作用，故有“医易同原”、“医出于易”的说法。

一、概说

《说文解字》说：“日月为易，象阴阳也”。“阴阳”两字，最早见于《国语》，周幽王时，西周三川发生地震，太史伯阳父解释地震的成因是由于阴阳两种势力失调而引起的，所谓“阳伏而不能出，阴迫而不能烝”。直到《周易》对阴阳概念才有了重要的发挥，称“一阴一阳之谓道”，从而肯定了阴阳的相互交替作

---

① 原文曾先后参加 1989 年全国首届医易学说研讨会、1989 年纪念承淡安先生诞生九十周年暨国际针灸学术研汁会、1992 年第七回国际东洋医学会学术大会。

用是宇宙间的根本规律。中国现存的最早医学专著——《内经》则将阴阳的概念广泛应用于生理、病理、诊断、治疗等各个领域，提出了“生之本，本于阴阳”的基本观点，认为阴与阳相互依存、相互转化，“阴平阳秘，精神乃治”。故明代张景岳指出：“设能明彻阴阳，则医理虽玄，思过半矣”。《周易》还提到自然界的规律与人体的变化有密切关联，极为相似，“天地变化、圣人效之”，天人相应、天人合一的整体观念也是中医理论的重要内容。唐代孙思邈强调“不知易，不足以言医”。研究《周易》更助于临床守常应变、活法圆机。

二、经穴基础

以十二经络、奇经八脉为主要内容的经络腧穴学说，它的形成与发展，笔者认为源于《周易》同声相应、同气相求的基本概念和以阴阳演绎解释、天人合一的思想为指导。古代阿是穴、近代压痛点、敏感点之广泛应用，结合神经节段学说，采用同节段和近节段的取穴法归属，乃至耳针、手针、鼻针等方法应用的理论根据，均可从《周易》中找到答案，笔者肤浅涉猎，未得个中奥旨，期望诸君共同研究。

经络的发现，源于腧穴，腧通“输”、“俞”。腧穴由不定穴、“以痛为腧”，逐步固定下来，以后又发现它们之间互有联系、互有影响，“由此而输于彼”，也有来自导引气功时出现的感觉传导路线。从感性认识，上升到理性认识，其中受《周易》的理论影响是无疑的，即“方以类聚，物以群分”，“同声相应，同气相求”，异中求同、同中求异。腧穴的归类，按照它的作用、走向来组合，络属脏腑，正经十二之外，有奇经来补充。经穴之外，尚有奇穴的存在。《素问》说：“循脉之分，各有所发，各治其过”。经络所过，主治所在，由此认识到经络交叉和交会处的腧穴，不但能治疗本经的疾病，并能治疗有关联经络的疾病。如足太阴脾经三阴交穴，是足三阴之会，故通治脾、肝、肾三经的某些病证，再如督脉大椎穴是手足三阳、督脉之会，凡一切阳热亢盛之证都可选用此穴。又由于经络纵横交错、阴阳互通的特性，故又有"从阴引阳、从阳引阴"，"以左治右、以右治左"，"病在上取之下，病在下取之上，病在中傍取之"等不同取穴方法。

我们的祖先，经过漫长岁月的探索实践，逐步形成了有系统的经络学说。近人张锡钧认为，它是确实存在的单独系统，既不是神经，也不是血管。

三、辨证纲领

针灸辨证与中医其他各科一样，以四诊、八纲为基础的。望诊以色之青、黑为寒、为阴，黄、赤为热、为阳。闻诊以声音壮厉者为阳，怯者为阴。切脉以浮、大、数、滑为阳，沉、迟、细、涩为阴。每一季节又有一不同的旺脉，春弦、夏钩、秋毛、冬石。各个时令又有不同的主病。《素问》所谓"五脏各以其时受病"。如长夏（大暑、立秋、处暑、白露四个节气期间）主湿、土气、应脾，但湿气太过，超越自然现象，谓之"淫湿"，可以使人发生湿病。"脾恶湿"，湿邪侵袭，易伤脾胃，而致脾胃运化失常，遂出现胸闷、纳呆、呕恶、脘腹胀满、泄泻等症。又如冬病在阴、夏病在阳、春病在阴、秋病在阳，这些都体现了四时五脏阴阳、"天人合一"的整体观念。同样，疾病千变万化，但其性质表现，不外阴阳二大类型，阴阳是八纲的总纲。《素问》指出："善诊者，察色按脉，先别阴阳"。阳胜则阴病、阴胜则阳病、阳病则热、阴病则寒。但阴阳偏胜发展到最后阶段，就会带来相反的结果，"物极必反"。《周易》谓"否终则倾，何可长也"。重阴必阳，重阳必阴，重寒则热，重热则寒，因此重危病人临床有真寒假热、真热假寒之象，有舍脉从证，舍证从脉之辨，不可不慎。

《周易》说："易者，象也，象也者，像也"。观物取象，取象比类，从不同事物中的类似性，通过模拟与比拟进行推理，从中受到启发，发现其中的规律，《周易》称为"以类族辨物"。如"水为阴、火为阳"，"水流湿"，火就燥。其特性为"火动而上、泽动而下"，"风自火出"，各从其类。据此，中医强调"谨守病机，各司其属"。"属"《辞海》释为"类、族"。《内经》病机十九条为后世奠定了辨证的基础。诸如"风火同气"，"痰瘀同源"，其理都本于此。

四、针灸准则

针灸的目的在于调和阴阳，使之平衡。但"五行有序，四时有分，相顺则治，相逆则乱"。要求"各补其荥而通其俞，调其虚实，和其逆顺，筋脉骨肉，各以其时受月，则病已矣"。说明不同的季节，必须采取不同的针灸方法。

针灸治疗的另一特点，即是在"天人合一"的思想指导下，着眼于人体阴阳消长的昼夜变化节律，这与现代重视时间生物学颇相吻合。所以古今医家强调候气为先，认为"谨候其时，病可与期，失时反候者，百病不治"。《周易》认为："击蒙不利，利御寇"。针灸刺激也主张"无使过之"，这样，对机体不会造成伤害，对治疗疾病却有着积极的作用。

针与灸虽然都是通过腧穴的刺激而产生效果。《本草纲目》称，艾生温热，纯阳也，针灸基本原则是阴胜之寒证宜灸，阳胜之热证宜针。尝读《伤寒论》有"可火"、"不可火"之描述。大凡三阴证宜灸，三阳证宜针。如太阳病欲传阳明之际，仲景谓针足阳明，使经不传则愈。夫阳明者，两阳合明，凡伤寒之病，传于阳明无有不热化者，万不可灸，灸则害即随之，此针刺之明征。又如“少阴病得之一二日，口中和、背恶寒者，当灸之，附子汤主之”。夫伤寒传于少阴，其病往往寒化，外用艾灸之法，内服附子之辈，可谓异曲同工，旨在复阳通脉，理无二致。古称灸有扶阳救危、延年益寿之作用。如《扁鹊心书》载：“四肢厥冷，六脉微细者，其阳欲脱也，急灸关元三百壮”。又载：“人于无病时，常灸关元、气海、命门、中脘，虽未得长生，亦可保百余年矣”。今人称灸疗对提高人体免疫能力有促进作用。

目前，《周易》已被国内外很多学者所认识，并被应用于医学之外的各个领域，真所谓大道之源也。

《灵枢》刺法之应用[①]

《灵枢》又名《针经》。纵观全书，叙述针刺处甚多，故历代针灸医家递相授受，奉为圭臬。笔者试论《灵枢》刺法应用，如下。

一、钻研医术　重视医德

《灵枢》首篇指出：“小针之要，易陈而难入”（《灵枢·九针十二原》）。强调博览群书，融会贯通，“知一则为工，知二则为神，知三则神且明矣”（《灵枢·邪气脏腑病形》）。医生既要有精湛的医术，同时又要有高尚的医德。因为“人之情，莫不恶死而乐生，告之以其败，语之以其善，导之以其所便，开之以其所苦，虽有无道之人，恶有不听者乎”（《灵枢·师传》）。洞察病者

① 本稿所引《灵枢经》原文，均据商务印书馆 1955 年 4 月校订重印第 1 版。刊于《江苏中医》1991 年第 7 期。

的心理，予以适当的开导，取得病者和家属的合作，是提高疗效的关键。

病案 朱某某，女，30岁，个体户。1983年9月15日初诊。自述头昏腰酸乏力，失眠梦多，已有1年，经治未效。望面色无华，精神萎疲，舌苔薄白，脉象细弱。笔者耐心追问病史，方知有"夜梦鬼交"之累，最近更加频繁。《诸病源候论·虚劳梦泄精候》曰："肾虚为邪所乘，邪客于阴，则梦交接。"中医辨证：久病精血耗散，阴虚及阳，导致心肾两亏，水火不相既济。当以补益心肾之法，务使水火相济。针神门、心俞、肾俞、关元、三阴交，均用补法。隔2日1次，10次后已无"梦交"之苦，2月后诸恙消失，告愈。

二、未病先防 已病早治

"上工刺其未生者也，其次刺其未盛者也，其次刺其已衰者也"（《灵枢·逆顺》），体现了防重于治的思想。一为未雨绸缪，如谚语"若要安，三里常不干"；二为既病防变，如《难经》有："见肝之病，则知肝当传之于脾，故先实其脾气。"后世又引申为"冬病夏治，夏病冬治"等法则。同时《灵枢》也强调"上工之取气，乃救其萌芽，下工守其已成，因败其形"（《灵枢·官能》）。说明对于疾病要争取早期发现，早期诊断，早期治疗，防止残废，早期康复。这些观点与现代预防学说颇相吻合。

病案 周某某，男，58岁，农民。1986年4月17日初诊。自诉两下肢麻木伴头昏乏力已久。查血压195/95毫米汞柱，苔腻干燥，脉象弦细。中医认为，年近六旬，阴虚于下，阳浮于上，故有斯病。《针灸大成·治症总要》载："但未中风时，一两月前，或三四个月前，不时足胫发酸重麻，良久方解，此将中风之候。"针肾俞、足三里、绝骨、三阴交，用补法，行间用泻法。

隔7～10天1次，前后共20次，并嘱节食静养，善自调摄，迄今症状稳定，以前降压药服后，血压降而复升，现在血压一直维持在170/85毫米汞柱左右。

三、病不同针　针不同法

古代九针“各有所为，长短大小各有所施”（《灵枢·官针》）。其中锋针已发展成三棱针之类，用于点刺出血，适应“宛陈则除之”（《灵枢·九针十二原》），“久痹不去身者，视其血络，尽出其血”（《灵枢·寿夭刚柔》），但必须是实证，如血实由郁血、瘀血所致。如委中刺出血，治挫闪腰痛确有良效；十宣刺出血，多用于中风闭证；少商点刺治疗急性扁桃体炎效果亦佳。古代镵针，似今皮肤针之类，有开豁毛窍，疏通血气的作用，袪邪而不伤其正，适应于虚弱患者及皮部病变。同一针具又有粗细之别，如以毫针为例，也有多种规格，谓之“病不同针”。

病案1　王某某，女，18岁，农民。1976年4月20日初诊。半月前姐妹间为衣着口角忿怒，旋即歌哭无常，夜不安寐。由其父母护送来院。当时语无伦次，答非所问。脉象弦劲，舌红尖绛、苔黄带滑。病由郁怒化火，兼挟痰浊，痰火相引，清窍被蒙，神明不安。笔者认为患者系是少女，血气方盛，故用直径0.45毫米粗针，重刺，力挫锐气。取十三鬼穴去鬼封、鬼藏、加大椎、丰隆，留针15分钟，间隔5分钟，复行泻法1次。隔日针刺1次。四诊后改用直径0.32毫米毫针，隔2天1次。1月后如常人，后婚嫁生一男一女，后随访，10多年来未有复发。

同一针具又由于证之不同，而刺法又不尽相同，谓之“针不同法”。如针刺治疗周围性面瘫初起宜采用直径0.22～0.26毫米细针，以穴位少、指力轻、刺入浅、旋捻慢的少、轻、浅、慢针刺方法，临床获得了较好的效果。

病案 2 徐某，女，25 岁，干部。1988 年 6 月 25 日初诊。妊娠 4 月，患左侧周围性面瘫 3 天。因面瘫一证，患侧属虚，犹草木之枯萎，不宜粗针重刺攻伐太过。故笔者用细针，取地仓、颊车、丝竹空、攒竹，以少、轻、浅、慢的补法，加用 G6805 电针仪，连续波 15～20 分钟，以面部有微弱跳动为度，1 周 2 次，4 周后症状基本消失。

四、得神取气 补虚泻实

经云："凡刺之法，先必本于神"（《灵枢·本神》）。同时腧穴本身也与神有密切联系。"所言节者，神气之所游行出入也，非皮肉筋骨也"（《灵枢·九针十二原》），神者，指精神意识，感觉和运动主司，是整个生命活动的根本。因此《灵枢》强调："粗守形，上守神"（《灵枢·九针十二原》）。提示后学不可把刺法简单地认为只要注守形体部位，而忽视全身血气盛衰、正邪往来之情况，体现了针灸疗法的整体观念。清代张志聪阐扬经旨，他在《灵枢集注》中概括地指出："行针者，贵在得神取气。"神行气行，气行神行，神气相随。术者必须耐心催气、候气，气调而止，这首先要求指力功底的扎实，手法的娴熟，同时要做到于时、于人、于病、于穴密切结合，才能取得满意的效果。

病案 1 张某某，女，55 岁，职员。患重度胃下垂多年，中医辨证属中虚气陷一类。针百会、中脘、足三里等穴，每次均须连续捻转 3 分钟以上，病者才有酸、胀、重的感觉。

笔者在长期临床实践中认识到，不得气、效果差，一部分固然由于"粗之所败，工之所失，其形气无过焉"（《灵枢·行针》）；另一部分却是病者自身的原因，其中一是脑实质受到严重损害，二是局部病变太重，致使上下传导障碍。《素问·刺法论遗篇》有"气出于脑"之说，如脑不能发挥应有的功能，临床就不得气、不见效。故《难经》有：“不得气，是谓十死不治”之说。

病案 2 董某某，男，55 岁，农机厂工人。患膀胱癌已至晚期，苦于癃闭，邀笔者针治。取膀胱俞、中极、关元、阴陵泉等穴，初几次尚有针感，腹部穴位亦偶能放散至前阴，针后暂能改善症状，以后病情继续恶化，没有针感，不久病故。此乃局部病变太重，穴位不能激活，经络也失却了应起的作用。

补虚泻实是待神气既至的基础上，再“视有余不足，而调之其腧也”(《灵枢·五邪》)。也即“虚则实之，满则泄之，宛陈则除之，邪胜则虚之”(《灵枢·九针十二原》)。

病案 3 沈某某，男，58 岁。1989 年 10 月 3 日初诊。患急性肠炎 2 天，服药未止，遂来本科治疗。当时体温 38℃，口渴，腹痛拒按，大便如水样有热臭，日行 5～6 次。苔浊腻，脉濡数。中医认为，泄泻有久、暴之分，暴泻为外邪、饮食所伤，实证居多。取中脘、天枢、足三里。腑病以通为用，针刺宜泻法。以清热化湿、消食导滞为目的。针刺后觉腹部轻松，次日复诊，泻减，三诊泻止，病愈。所谓“为虚与实若得若失者，言补者必然若有得也，泻则恍然若有所失”(《灵枢·小针解》)，以平为期。

《素问》有关刺灸初析[①]

《素问》与《灵枢》齐名，后世论刺灸《灵枢》多于《素问》，本文分六个方面初步分析《素问》有关刺灸理论之临证应用。

---

① 原文曾参加华东地区第四届针灸学术大会，刊于《福建中医药》1989 年第 2 期。

一、列别脏腑 端络经脉

针灸的特点是由经辨证，由证识病，通过一定穴位激发经气，才能收到应有的效果，《素问》说“上古圣人，论理人形，列别脏腑，端络经脉，会通六合，各从其经，气穴所发，各有处名，溪谷属骨，皆有所起，分部逆从，各有条理，四时阴阳，尽有经纪，外内之应，皆有表里。”认为“五脏之道，皆出于经隧。”穴位、经络、脏腑三者关系密切，为针灸辨证、识病、治疗的主要依据，故清代喻嘉言说：“治病不明脏腑经络，开口动手便错。”

病案 曹某某，男，38岁，农民。1982年6月5日初诊。患者失眠，胸膈气闷，食少，乏力，舌苔浊腻，脉滑略数，由来旬日。中医辨证，痰湿中阻，胃气不和，胃不和则卧不安。治宜和胃安中，针中脘、足三里、丰隆，泻法。隔日一次，三次而愈。

二、未病先防 见微知过

《素问》系统提出：“不治已病治未病。”要求防患于未然。同时又称：“病之始生也，极微极精，”但决不可掉以轻心，要“以我知彼，以表知里，以观过与不及之理，见微得过。”力求做到早期发现、早期治疗，从微小的征象，观察病变的趋向，积极采取措施，以杜滋蔓之祸，《难经·七十七难》载：“见肝之病，则知肝当传之于脾，故先实其脾气。”即是医皆共知的道理。“冬病夏治，夏病冬治”，伏针、伏灸也受这种思想的影响，目前仍被广泛地采用。

病案 顾某某，女，32岁，工人。关节肿痛多年，经上海某医院确诊为类风湿性关节炎，迭经医治，病情有增无减，1975年春来我科门诊。望面色无华，精神萎靡，问病起十余春，关节肿痛，反复发作，近来加重，查两腕、十指、两踝肿胀明显，两膝、两肘也受累，食不能拿碗用筷，行必须持杖扶壁。舌白苔腻，脉濡细无力。中医认为："风寒湿三气，合而成痹。"本案偏于湿胜，并因病久气血空虚，气虚络阻，血少不足以养筋，治颇棘手，先予针刺数月，未效，重返沪治疗，右腕关节作滑膜切除术，全身症状仍有进展，患者失去信心，中止治疗。后于伏天采用隔姜灸，每克纯艾绒内含0.005g麝香，以治中寓防，防中寓治的原则，选取大椎、曲池、足三里等穴，发泡化脓后，症状得到控制，信心倍增，次年伏天复灸，连续五年，随访肿胀均减，关节活动基本正常，效果满意。

三、刺灸宜忌 补泻得失

"络满经虚，灸阴刺阳；经满络虚，刺阴灸阳。"《素问》一般地认为，灸为补，刺为泻，络为阳，经为阴。络满宜用针刺以泻，经虚宜用灸法以补；经满宜用针刺以泻，络虚宜用灸法以补。刺为泻，灸为补，孰是孰非，历来争议很多。《素问》论刺灸的禁忌，散见于《诊要经终论》、《离合真邪论》、《奇病论》、《刺要论》、《刺禁论》等篇章。以《刺禁论》叙述最详，指出"脏有要害，不可不察。"容易致命、致残的部位，包括五脏、六腑、胸、气管、大动脉、神经干，都应特别注意。《素问》还列举了许多例子，警告后之学者。唐代王焘在《外台秘要》中惊呼："针能杀人"，确有其可信之处。目前因针灸不当而引起的医疗事故还是屡见不鲜的。

病案 张某某，女，55岁，店员。因患右侧腰腿痛在外地针刺足三里，造成右足下垂，踝关节肿胀，患肢肌肉萎缩，五月未愈，遂来我科求治。

按：此例由于术者手法不精，针刺过深，刺激过重，严重损伤腓深神经，致使胫前诸伸肌麻痹而成。所以《素问》一再强调，医生要“如临深渊”、“手如握虎”、“神无营于众物者，静志观病人，无视左右也”，就是这个道理，其他有关情志生活方面如“无刺大醉”、“无刺大怒”、“无刺大劳”、“无刺新饱”、“无刺大饥”、“无刺大渴”、“无刺大惊”，凡此，皆是古人经验之谈，务必引起重视。

补泻要领，则应“先度其形之肥瘦，以调其气之虚实，实则泻之，虚则补之”，“留瘦不移，节而刺之，上实下虚，切而从之，索其结络脉，刺出其血，以见通之”，如此则能“随应而动，和之者若响，随之者若影”，并告诫我们不可“诛罚无过”、“因加相胜”，否则将“遗人夭殃”、“绝人长命”。

四、辨证求因 审证论治

中医治病以人体统一性、完整性为特点，通过详尽的辨证，才能制订出切中病机的治疗方案。“治脏者治其俞，治腑者治其合，浮肿者治其经。”以及“从阴引阳，从阳引阴，以右治左、以左治右”的缪刺法，“气反者，病在上、取之下，病在下、取之上，病在中、傍取之。”取穴多寡，“随气盛衰，以为痏数。”同时《素问》率先提出“治病必求于本”标本缓急的学说：“急则治其标，缓则治其本”，标急者，治标为主，标不急者，治本为主。“谨察间甚，以意调之，间者并行，甚者独行。”

病案 陆某某，女，50岁，农民。1984年8月6日初诊。素患类风湿性关节炎，昨起恶寒，发热，无汗，鼻塞，头痛，骨节酸痛，查体温39℃，舌白苔腻，脉浮紧。中医辨证，风寒外束，肺卫失宜，急宜疏风解表，针刺风池、大椎、合谷、印堂、太阳，并于风门、肺俞用皮肤针叩打加拔火罐，以泻在表之邪为目的，日诊一次，二诊而愈。

按：风池为足少阳、阳维之会，阳维主在表之阳，大椎为手足三阳、督脉之会，合谷为手阳明原穴，三穴均有通阳达表散寒之作用，印堂、太阳为头痛局部取穴，试观处方阵容，皆为治标而设，也是“甚者独行”之举。

五、杂合以治 各得其宜

《素问》说：“圣人杂合以治，各得其所宜，故治所以异，而病皆愈者，得病之情，知治之大体也。”提倡在辨证的基础上，采用多法治病，以提高疗效。

病案 傅某某，女，25岁，教师。1975年11月5日初诊。三年前患右侧面瘫，针治而愈。近因初产吹风受凉，三天前重现右侧面瘫。当时症状：右眼裂增宽，眼睑闭合不全，流泪，鼓颊困难，口角向左歪斜，舌淡苔白，脉弦细无力。中医辨证，产后气血亏损，腠理不固，风邪乘虚袭于络脉，治宜标本兼顾。针刺攒竹、丝竹空、睛明、地仓、颊车、合谷、足三里，均补，结合艾条灸（勿使起泡）地仓、颊车，隔1～3天一次，共十三次，内服补中益气汤合牵正散加减共十五剂，药用党参、黄芪、当归、川芎、天麻、柴胡、炙草、焙天虫，双钩藤、白附子、红花，结果痊愈。

六、气至有效 气出于脑

《素问》强调：“以得气为故”、“其气以至，适而自护”，导出了刺灸之关键，稽考中医论述，“人有大谷十二分，小溪三百五十四名，……此皆卫气之所留止。”清代唐容川说：“经脉者，脏腑气化之路径也”，而“气出于脑”，“头者精明之腑”，认为脑与精神活动有关，主宰全身脏腑器官、四肢百节，故有“形统于首”之说，是生命之所系，“刺头，中脑户，入脑立死。”清代张隐庵说：“皮肤与经络相通，而内连脏腑”，十二经络（包括十五络脉、奇经八脉等）通过内在复杂的联系，均上行头部与脑发生关系，笔者斗胆提出针刺得气的临床机制是：针刺激活穴位→经络（脏腑）→脑；脑→经络（脏腑）→穴位，出现针感反应。笔者认为：穴位是激活点，经络是传导针刺效应的基础，脑是针刺得气的主要关键。

病案1 姚某某，男，3岁，南麻乡十字港。1979年夏天患“乙脑”住我院隔离病区，抢救脱险，后遗失语，时有惊搐，左手向外拘挛，下肢瘫痪，转来本科治疗，取人中、风府、曲池、合谷、阳陵泉、行间等穴，针刺三次即呼叫“妈妈”，二十五次痊愈。随访除智力略低于一般儿童外，其他均无异常。

病案2 范某某，女，10岁，震泽镇南浦浜。患“乙脑后遗症”三年，后又续发癫痫频繁，余予针刺二十余次，未能见效，病儿家长失去信心，不再治疗。

按：病案1、病案2，同是乙脑后遗症，效果截然不同，主要由于后一病案脑实质一再受损害，不能返回针刺信息。

杨继洲《针灸大成》学术思想探讨[①]

杨继洲（1522～1620），名济时，浙江衢州人。出身于世医之家，明世宗时被选为嘉靖侍医。1601年著成《针灸大成》，这

① 曾参加1990年全国明清针灸文献研讨会（《杏苑中医文献杂志》第29期），原文刊于《江苏中医》1992年第2期。

是继晋代皇甫谧于256年著成《针灸甲乙经》之后对针灸学的又一次大总结。数百年来，成为业针灸者必修之课，盛传不衰。并被国际针灸学家译成法、德、日等文字，使之在国外也有很大的影响。本文试就杨继洲《针灸大成》的学术思想，探讨如下。

一、学宗《内》《难》 涉猎诸子百家

杨继洲家学渊源，不但是一位对祖国医学造诣颇深的理论学家，而且是一位具有精湛针灸治疗技术、经验丰富的临床学家。他的不朽名著《针灸大成》，吸取了明代以前所有关于针灸学说的精华部分，并增注歌赋20余首，又搜集了当时民间流行的治疗方法，特别卷末附有四明陈氏的《小儿按摩经》。考按摩技术，也是我国早期发明的一种有效治病方法，通过杨氏介绍，使之进一步得到推广和应用。

《针灸大成》的特色，不仅在于集明以前针灸之大成，并有家传《卫生针灸玄机秘要》的内容，如肩井穴，《内经》云：禁灸，家传可灸七壮（见《玉龙歌》注）。更多的是杨氏把自己的宝贵经验和独特见解作为注释和按语，分门别类，详尽列举。对腧穴的考证，更作了大量的校对，并把每一经的常用药物和使用方法扼要加入，让读者有所借鉴。诸如《策论》、《治症总要》、《医案》等，均是杨氏学术上的珍品。

杨继洲学宗《素问》、《难经》，他在《策论》中称“素难为最要，盖素难者，医家之鼻祖，济世之心法，垂之万世而无弊者也。”同时，涉猎百家，尤服膺东垣学说，专列东垣针法。杨氏在《五脏六腑·脾脏图》中指出：“凡治疾，必须先扶植脾胃，诚不刊之妙典，……万物从土而归出，补肾又不若补脾。”对各家之长也兼收并蓄。在《考正穴法·肓俞》按语中指出：“诸家俱以疝生于肾，故足少阴经髎穴多兼治疝，丹溪以疝本肝经，与

肾绝无相干，足以正千古之讹。”杨氏没有门户之见，对前贤学说，既不全盘吸收，又不盲目排斥，客观地予以评述。如他在《金针赋》“气分上下男女”的按语中指出：“卫气之行，但分昼夜，未闻上下男女、脏腑经络、气血往来未尝不同也，今分早晚何所依据？”对有关人神避忌问题，认为“俱不合《素问》，……惟避此及尻神逐日人神可耳。若急病，虽人尻神，亦不可避也”（见《人神禁忌》）。这在当时的历史和环境条件下，杨氏的见解是相当科学的。

杨继洲上承轩岐，下及百家，但不尚浮华，慎于立说，他在《手少阳三焦经穴歌》结束后语自称：“聊著述于前篇，俟同志之再辨。”对难以肯定的地方，不武断附会，如《通玄指要赋》中，对髋骨穴位一说在委中上三寸、一说在膝膑上一寸，认为“按此两解，俱与经外奇穴不同，并存以俟知者。”对有争议的若干论点，列《附辨》于书后，例“或问用针浑是泻而无补”的看法，不妄加指责，让后人自己去体会。杨氏治学之严谨，由此可见一斑。

二、注重养生 主张未病先防

杨继洲接受古人“不治已病治未病”的正确启示，具有高度的预防思想，注重养生之道，认为精、气、神是人生三宝，“精全不思欲，气全不思食，神全不思睡”（见《足少阴肾经主治》）。指出“六害”：名利、身色、货财、滋味、虚妄、嫉妒；“十多”：思、念、笑、言、饮、怒、乐、好、愁、机；“伐人之生，甚于斧斤；蚀人之性，猛于豺狼”（见《任脉主治》）。懂得摄生，才能尽终天年。“美色在前，不过悦目畅志而已，奚可恣情丧精，所谓油尽灯灭，髓竭人亡，……卫生之法，先此而已”（见《足少阴肾经主治》）。同时也教育人们要适应自然界的变化，“秋当温足凉头，其时清肃之气，与体收敛也。自夏至以来，阴气渐旺，当薄衽席，以培寿基”（见《手太阴肺经主治》）。杨氏慈航普济，一片热诚跃在纸上。

对于精神疗法，杨氏亦颇有建树。他在《医案》中写道：“悲可以治怒，……喜可以治悲，……恐可以治喜，……怒可以治思，……思可以治恐，……。凡此五者，必诡诈谲怪，无所不至，然后可以动人耳目，易人视听。”在《考正穴法·大肠》一节中又说：“独处一室，扫空万缘，静坐月余，心疾如失。”这些都是他真实的体会。

无病早防、有病早治的阐述，在《针灸大成》中比比皆是，贯穿始终。他引《千金灸法》说：“官游吴蜀，体上常须三两处灸之，切令疮暂瘥，则瘴疠温疟毒不能著人，故吴蜀多行灸法。”语曰：“若要安，三里常不干。”这些方法与现代医学的病因预防，包括提高免疫力、预防接种等形式颇相吻合。又如在《治症总要》中说：“但未中风时，一两月前，或三四个月前，不时足胫上发酸重麻，良久方解，此将中风之候也，但急宜灸三里、绝骨四处。”体现了现代发病学预防的精神，力争做到早期发现，早期诊断，早期治疗。至于病残的预防、防止后遗症的发生、早期监护、早期康复以及防止衰老等实例，在《针灸大成》里也俯拾可有，不再赘述。

三、精选腧穴　强调手法操作

赵文炳感杨继洲愈病之德，在为《针灸大成》写的序言中说：因患“痿痹之疾，医人接踵，日试丸剂，莫能奏功，乃于都门延名医杨继洲者至，则三针而愈。”由此可见杨氏使用针灸治疗的特点之一，即是对腧穴的精选。在《医案》中几乎没有一例超过 10 个腧穴，大都是 2～6 个，如治王念颐的咽喉之疾，取膻中、气海、足三里；夏中贵的瘫痪，针刺环跳，一针而愈。杨氏的又一特点是重视单穴的应用，在《医案》中，内关穴的验案就有三则，一是王会泉夫人患危异之疾，半月不饮食，目闭不开已久，六脉似有如无，针内关穴，目即开，即能饮食，徐以乳汁调理而愈；二是夏梅源患伤寒，六脉微细，阳证得阴脉，针内关穴，六脉转阳，辅以汤散而愈；三是蔡都尉之女，患风痫甚危，针内关穴而苏。

杨继洲所以能做到“兵惟不动，动然克敌；医惟不施，施必疗疾”（见《策论》），穴少而效彰，主要是辨证确切，他在《策论》中指出：“治法因乎人，不因乎数；变通随乎证，不随乎法。”同时，一再强调手法操作的重要意义，诚恳告诫用针之士，贵乎专心诚意，对于要害部位的下针，尤其小心谨慎，如：“凡学针人眼者，先视针内障羊眼，能针羊眼复明，方针人眼，不可造次”（见《经外奇穴》）。他又在注释《通玄指要赋》中说：“夫用针之法，要在识其通变，捷而能明，自然于迎随之间，而得施之为妙也。”他倡导的针刺技术操作是爪切、指持、温针（现已改进为艾绒烧针柄）、进针、指循、爪摄、退针、指搓、指捻、留针、摇针、拔针等十二手法。又可以归纳为揣、爪、搓、弹、摇、扪、循、捻，即著名的杨氏下手八法。

下手八法是针刺前后手法的总称，包括针刺前的准备，如病人的位置，也很注重，杨氏针刺环跳采取侧卧屈膝；同时又主张“取五穴用一穴而必端，取三经用一经而可正”（见《标幽赋》）。针刺过程中必须双手配合，“左手按穴令定，象地而不动，右手持针，法天之运转，”以气至为度，“针下气至，当察其邪正，分其虚实”（见《经络迎随问答》），而行补泻。这些都是针灸治疗的关键，历来为临床医生所重视。

关于烧山火、透天凉、阴中引阳、阳中引阴、苍龙摆尾、赤凤摇头、龙虎交战等，是在于能够熟练地掌握上述各法后，或分，或合，或分而合，或合而分，演变而来的一些操作手法，可以随证选用，增强疗效。

四、谨察病源　针药有机结合

唐代孙思邈铭言："若针而不灸，灸而不针，皆非良医也；针灸而不药，药而不针灸，尤非良医也；知针知药，固是良医。"这种整体综合的治疗思想，现在看来，仍然是先进的，值得进一步探讨和研究。

杨继洲继承和发扬前人的优良传统，治病中也不拘于一针一灸，他在《策论》中说："其致病也，既有不同，而其治之，亦不容一律，故药与针灸，不可缺一者。"接着又指出："夫何喜怒哀乐，心思嗜欲之汩于中；寒暑风雨，温凉燥湿之侵于外；于是有疾在腠理者焉，有疾在血脉者焉，有疾在肠胃者焉。然疾在肠胃，非药饵不能济；在血脉，非针刺不能以及；在腠理，非熨焫不能以达；是针灸药者，医家之不可缺一者也。"尝观《医案》33 例，其中用针者 9 例，用灸者 1 例，用药者 4 例，针灸合用 13 例，针药合用 3 例，针灸药物合用 2 例，手法药物合用 1 例。杨氏治法之运用恰到好处，主要在于谨察病源，针药有机结合。如《医案》首例滕柯山之母，手背不举，背恶寒而体倦困，虽盛暑喜穿棉袄，诸医俱作虚冷治疗，杨氏诊其脉象沉滑，断为痰在经络，针刺肺俞、曲池、三里，药投除湿化痰之剂而愈。若作虚寒，愈补而痰愈结，不可不慎。

杨氏对于小儿之疾也很有心得，认为"并无七情所干，不在肝经，则在脾经；不在脾经，则在肝经；其疾多在脾肝二脏，此要诀也"（见《保婴神术按摩经》）。可见杨氏之学，博而纯；杨氏之论，精而当；用针遣药，颇多效验，成为杰出的一代名医，绝非偶然。

略论针灸辨证施治[①]

辨证施治是祖国针灸医学的精华，始见于《内经》，如《灵枢·九针十二原篇》指出："凡将用针，必先诊脉，视气之剧易，乃可以治也。"以后代有发挥，逐步完善。辨证施治的一个重要特点是以临床证候为依据，重视人体的特异性，即使对于同一疾病，也要根据不同证候表现和个体差异，分别给予不同的治法。正如《针灸大成》所说："治法因乎人，不因乎数，变通随乎证，不随乎法。"针灸一科历来重视辨证施治，但由于"毒药治其内，针石治其外"，故而在具体应用上与药物治疗不尽相同。

针灸的作用在于通经脉、调血气，针灸的辨证在四诊、八纲的基础上，还必须辨别病变反应在何脏何经，所以《针灸甲乙经》强调："必按其本末，察其寒热，以验其脏腑之病，……通其荥腧，乃可传于大数。"这种以经络学说为准绳的辨证施治精神较其他各科更为突出。兹略论如下，敬请指正。

一、应用八纲

八纲是辨证施治的纲领，疾病虽然千变万化，但其性质表现，不外阴、阳、表、里、寒、热、虚、实八种类型。针灸的治则也不外乎调和阴阳——寒则留之，热则疾之；扶助正气——虚则补之，陷下则灸之；祛除病邪——盛则泻之，宛陈则除之。其他如"刺阴者，深而留之，刺阳者，浅而疾之。""脉实者，深刺之，以泄其气，脉虚者，浅刺之，使精气无得出，以养其脉，独

① 原文刊于《江苏中医》1986年第2期。

出其邪气。”“诸急者多寒，缓者多热，……刺急者，深内而久留之，刺缓者，浅内而疾发针。”“病有浮沉，刺有浅深，各至其理，无过其道，”等等，均是在八纲指导下的临床经验之谈。

病案　皇甫某某，女，24 岁，农民。患右股外侧皮神经炎，缘由产后受寒当风而起，自觉局部麻木如蚁行，历三月。中医辨证：卫阳不足，血凝于肤，属于皮痹范畴。用皮肤针局部叩打(仿古代毛刺法)，加拔火罐。开豁毛窍、疏通血气，达到祛邪而不伤正的目的。3 天一次，5 次告愈。这就是表证、虚证的一种治法，《内经》曰：“定其血气，各守其乡”，此之谓也。

二、明辨标本

标与本是一个相对的概念，“本”是对“标”而言，借以说明治疗过程中各种矛盾双方的主次关系。《标幽赋》云：“明标与本，论刺深刺浅之经。”强调标本是辨证求因、审因施治的一个组成部分。

治病必求于本，是指治疗疾病时，要寻求疾病的根本原因，并针对其根本原因进行治疗。先治本，后治标；先治标，后治本；标本同治或标本单治，还必须权衡病情的缓急轻重，所谓“急则治其标，缓则治其本”；“间者并行，甚者独行。”

病案　杨某某，男，3 岁。患小儿麻痹症半年余，初诊时两下肢呈弛缓性瘫痪，肌肉明显萎缩，并伴有腹泻，营养不良等症状。中医辨证：初因风毒湿热之邪侵袭，经筋受伤，继而脏气失司，濡养不足，以致每况愈下，痿象显露，宗“治痿独取阳明”之法。针刺脾俞、肾俞、环跳、阳陵泉、足三里、绝骨、三阴交等穴，均补。结合艾条灸足三里、上巨虚、下巨虚，经过 2 个多月治疗，结果痊愈，随访一切正常。《内经》曰：“阳明者，五脏六腑之海，主润宗筋，宗筋主束骨而利机关也。”华佗《中藏经》云：

“胃气壮，五脏六腑皆壮也。”本案重点治在阳明，实是治本之举。

三、补虚泻实

“邪气盛则实，精气夺则虚。”邪正盛衰决定着病变的虚实。经云：“凡用针者，虚则实之，满则泄之，宛陈则除之，邪胜则虚之”；“盛则泻之，虚则补之，热则疾之，寒则留之，陷下则灸之，不盛不虚，以经取之”。这些是针灸补泻的总原则。补泻具体运用：实热证——泻法、浅刺、出血；虚寒证——补法、留针、宜灸；疼痛痉挛——泻法、留针；麻痹不痛——补法、宜灸；虚实夹杂——平补平泻或补泻兼施。

《内经》及后世针灸家的针刺补泻手法很多，如徐疾、迎随、呼吸、开合、母子，以及泄气、决血等，均可随证选用。当然，补泻手法是在得气的前提下进行的。《针灸大成》有云：“如神气既至，针自紧涩，可与依法察虚实而施之。”

病案 沈某某，男，55岁，营业员。患急性扁桃体炎，红肿疼痛二天，证由肺胃积热，复感风火而致，针刺双侧鱼际穴，酸痛感应放射向上，用泻法，顿觉喉际发凉，次日肿痛大减。按：鱼际系肺经荥穴，有清热利咽作用，为“阳之所治”。辨证精确，选穴切当，手法适度，故其效如桴应鼓。

廖鸿润等学者认为：“针法有泻无补。”（《针灸集成》）笔者认为这种观点有失偏颇，针与灸，相对来说是针泻、灸补，但泻中有补，补中有泻，犹如阳中寓阴，阴中寓阳。临床上一般来说，实证宜针，虚证宜灸。“针所不为，灸之所宜，阴阳皆虚，火自当之。”（《针灸大成》）尝观《内经》有“诸小者，阴阳形气俱不足，勿取以针”。《扁鹊心书》载：“四肢厥冷，六脉微细者，其阳欲脱也，急灸关元三百壮。”可见针与灸各有适应之证。而孙思邈《千金方》、《千金翼方》有热证用灸法之例，非高手毋轻尝试。《内经》言："陷下者，脉血结于中，中有著血，血寒，故宜灸之。"《针灸甲乙经》言："经陷下者，即火当之，结络坚紧，火之所治。"陷下，结络坚紧者皆为寒邪所致，寒证用灸法最为恰当。

艾灸补泻，诚如《针灸大成》所说："以火补者，毋吹其火，须待其灭，即按其穴。以火泻者，速吹其火，开其穴也。"

四、因人因时因地制宜

中药治疗强调因人因时因地制宜，药之理即针之理。《内经》载："年质壮大，血气充盈，肤革坚固，因加以邪，刺此者，深而留之，此肥人也，……瘦人者，皮薄色少，肉廉廉然，薄唇轻言，其血清气滑，易脱于气，易损于血，刺此者，浅而疾之。"婴儿用针又不同于成人，《内经》又云："婴儿者，其肉脆，血少、气弱，刺此者，以毫针浅刺而疾发针，日再可也。"

病案1　吴某某，女，2岁。患右侧面神经麻痹五天，证见口眼㖞斜，哭笑时更明显，是风邪入于颌颊之筋。浅刺颊车、地仓、阳白，平补平泻不留针。隔三天复诊一次，三诊显著好转。按：小儿机体尚未成熟，血少气弱，属稚阴稚阳，宜用极细毫针浅刺，不留针。平补平泻，是一种较小刺激量的补泻手法。

人有老幼强弱之别，时有春夏秋冬之分。《灵枢经》曰："四时之气，各有所在，灸刺之道，得气穴为定。"《校注图注难经》指出："春夏者，阳气在上，人气亦在上，故当浅取之；秋冬者，阳气在下，人气亦在下，故当深取之。"气候寒温、地区南北对针灸均有一定的影响。"天温日明，则人血淖液而卫气浮，故血易泻，气易行；天寒日阴，则人血凝泣而卫气沉。"（《素问·八正神明论》）这些论点，迄今仍有研究的必要。

灸法也是因人因时因地不同。《针灸大成》引千金云："凡言壮数者，若丁壮，病根深笃，可倍于方数，老少羸弱，可减半。”笔者认为结合天时、病情、体质等情况，决定艾炷大小，壮数多少。壮实者艾炷宜大，壮数宜多；瘦弱者艾炷宜小，壮数宜少，反复几次，疗效亦佳。

病案 2 周某某，女，45 岁，职员。胃下垂多年，诸药罔效，形瘦食少，并伴经常性腹泻，为灸中脘、天枢、足三里，取隔姜灸法，每次用小艾炷 3～5 壮，补法，隔 3 天一次，每届伏天灸 3 次，连续二年，结合生活调理，腹泻减，胃纳增，临床症状显著好转。

结语：辨证与施治是决定针灸疗效的关键。我们必须深入学习，细心体会，才不致偾事。

腧穴杂谈①

古人将经络比作江河，把经络中的气血比作河水。是受《周易》天人相应整体观念的影响，故《素问·离合真邪论》说：“天有宿度，地有经水，人有经脉”。当代德国物理学家兼哲学家 C. F. von weizsaecker 认为人的内在环境与外在环境中的自然环境、社会环境息息相关。与“天人合一”的思想类似。经络腧穴的理论，也就建立在这个基础上。《灵枢·经水篇》说：“经脉十二者，外合于十二经水，而内属于五脏六腑，夫十二经水者，其有大小深浅广狭远近各不同，五脏六腑之高下小大受谷之多少亦不等”。这说明气血（也称血气）在体内的情况似同河流一般由小到大、由支流合成干流。本篇所述的五腧穴、原穴、络穴、郄穴、募穴、背俞穴、八会穴、八脉交会穴、交会穴，就是经络循

① 原稿摘自拙著《针灸经穴学纲要》。

行通路上的重要据点，作用也就非同一般。

一、五腧穴

五腧穴，即井、荥、俞、经、合的总称。因各自相配木、火、土、金、水，相应肝、心、脾、肺、肾，故又称“五行穴”、“五行输”。井主心下满，属木、应肝，与胆相表里，主治肝胆因失疏泄而引起的胁肋胀痛等症。荥主身热，属火、应心，与小肠相表里，主治心火上炎而引起的发热、咽喉疼痛等症。俞主体重节痛，属土、应脾，与胃相表里，主治脾胃虚弱、湿邪内生而致身重、关节疼痛等症。经主喘咳寒热，属金、应肺，与大肠相表里，主治肺卫不固、风寒外袭而致恶寒、发热、咳嗽气急等症。合主逆气而泄，属水、应肾，与膀胱相表里，主治肾虚不能纳气而出现的上气喘咳与下泄等症。

五腧穴分类属性表

阴经（里）	井（木）	荥（火）	俞（土）	经（金）	合（水）
肺（金）	少商	鱼际	太渊	经渠	尺泽
心（火）	少冲	少府	神门	灵道	少海
肝（木）	大敦	行间	太冲	中封	曲泉
脾（土）	隐白	大都	太白	商丘	阴陵泉
肾（水）	涌泉	然谷	太溪	复溜	阴谷
心包（相火）	中冲	劳宫	大陵	间使	曲泽
阳经（表）	井（金）	荥（水）	输（木）	经（火）	合（土）
大肠（金）	商阳	二间	三间	阳溪	曲池
小肠（火）	少泽	前谷	后溪	阳谷	小海
胆（木）	窍阴	侠溪	足临泣	阳辅	阳陵泉
胃（土）	厉兑	内庭	陷谷	解溪	足三里
膀胱（水）	至阴	通谷	束骨	昆仑	委中
三焦（相火）	关冲	液门	中渚	支沟	天井

五腧穴的临床应用，是建立在五行相生、相克、相乘、相侮的基础理论上的。生我者为母、我生者为子。

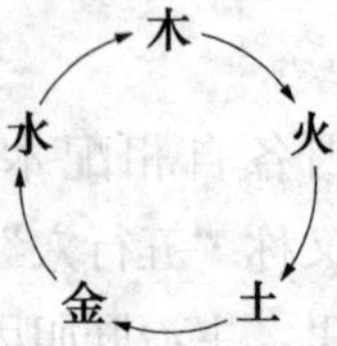

相生示意图

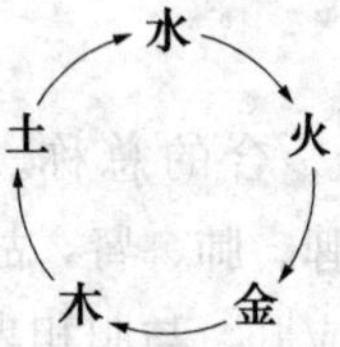

相克示意图

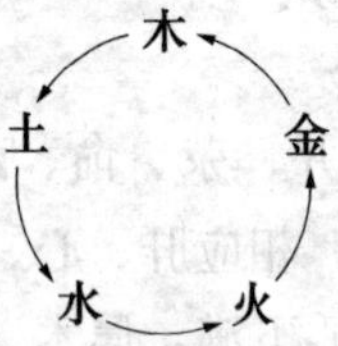

相乘示意图

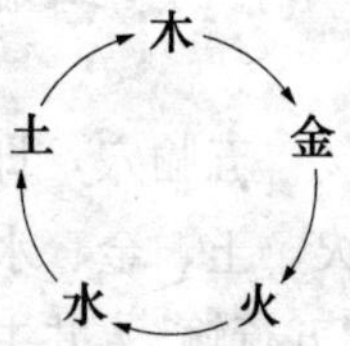

相侮示意图

“乘”是乘袭，“侮”是欺侮。相乘、相侮都是反常的病理现象，使机体失去正常的制化规律。如水气有余，便会过度克害火气，又会欺侮土气；水气不足，土来乘之，火来侮之。都是由于五行的太过或不及所造成的。

运用五输五行生克的理论来调整病态，虚则补其母，实则泻其子；不足者补之，有余者泻之，使其恢复常态，归于平衡。如肾水不足，肝木失养，而致肝阳上亢，治宜滋水涵木，应当补其肝经（木经）的水穴曲泉，也可补其肾经（母经）的水穴阴谷，水生木，木是水之子，是虚则补其母的一例。

五腧中的合穴，对治疗腑病有特殊作用。《灵枢·邪气脏腑病形篇》说：“荥输治外经、合治内腑”。六腑的合穴，以足三阳经的合穴为主，胃、膀胱、胆出于足三阳，而大肠、小肠、三焦虽然上合于手经，同时也出于足三阳。《灵枢·本输篇》说：“六腑皆出足之三阳，上合于手者也”。这是因为六腑居于腹部，与足经的关系密切，所以在足三阳经上各有其合穴。胃合于足三里，大肠合于上巨虚，小肠合于下巨虚，都属于足阳明胃经。《灵枢·本输篇》又说：“大肠、小肠皆属于胃”，说明它们的生理功能是上下相承。膀胱合于委中，三焦合于委阳，都属于足太阳膀胱经，是由于三焦水道，出属膀胱的关系。胆合于阳陵泉。

以上即为六腑的下合穴，或称为“腑病合输”。

六腑下合穴
- 胃——足三里 ┐
- 大肠——上巨虚 ├ 足阳明
- 小肠——下巨虚 ┘
- 膀胱——委　中 ┐
- 三焦——委　阳 ┘ 足太阳
- 胆——阳陵泉——足少阳

二、原穴

《灵枢·本输篇》“所过为原”。原穴是脏腑原气所经过和留止的腧穴。《灵枢·十二原篇》说：“五脏六腑有十二原，十二原出于四关（两肘、两腋、两髀、两腘合称四关），四关主治脏腑，脏腑有病，当取之十二原。十二原者，五脏之所以禀三百六十五穴气也”。又说“五脏有疾也，应出十二原，十二原各有所出，明知其原，睹其应，而知五脏之害矣”。原穴不但能治疗脏腑疾病，通过诊察十二原脉气的盛衰现象，还能推断脏腑的病情。

阴经的原穴，即五输穴中的俞穴，阳经于俞穴之外，另有原穴，共为十二原穴。

十二经原穴表

阴经	原（土）	阳经	原（火）
肺经	太渊	大肠经	合谷
心经	神门	小肠经	腕骨
肝经	太冲	胆经	丘墟
脾经	太白	胃经	冲阳
肾经	太溪	膀胱经	京骨
心包络经	大陵	三焦经	阳池

三、络穴

络者，有联络之意义，指此经络联络彼经络。络穴即是络脉的起点，能沟通表里两经之间的相合关系。十二经各有一络穴，躯干的前、后、侧，又有任脉络、督脉络和脾之大络，分布于一定的部位，共十五络穴。

肺经	大肠经	心经	小肠经	心包络经	三焦经	脾经	胃经	肾经	膀胱经	肝经	胆经	任脉	督脉	脾之大络
列缺	偏历	通里	支正	内关	外关	公孙	丰隆	大钟	飞扬	蠡沟	光明	鸠尾	长强	大包

任脉络穴，一说是会阴。

络穴善于疏调表里经疾患。凡表病及里或里病及表，均可取相应的络穴。临床常用的主客原络配穴法，即是取发病本经的原穴为主，取其相表里经的络穴为客，先后配合为治。如失眠、心悸、多梦、记忆力减退，取心经原穴神门，小肠经络穴支正。《针灸大成》卷五，十二经主客原络一节中，有精辟的分析。

四、郄穴

郄，音“隙”，郄穴是指经络气血曲折汇聚的孔隙。十二经各有一郄穴，阴跷、阳跷、阴维、阳维，四奇经亦各有一郄穴，共十六郄穴。

十六郄穴表

肺经	大肠经	心经	小肠经	心包络经	三焦经	脾经	胃经	肾经	膀胱经	肝经	胆经	阴跷脉	阳跷脉	阴维脉	阳维脉
孔最	温溜	阴郄	养老	郄门	会宗	地机	梁丘	水泉	金门	中都	外丘	交信	跗阳	筑宾	阳交

郄穴在治疗上也有一定价值，多用于急性病症，如胃病急性发作时，可取胃经的郄穴梁丘。

五、募穴

募者，有聚会的意思，为脏腑经气结聚之处，募穴均在胸腹部，所以又称腹募穴。其位置是依脏腑的部位而定，并不限于本经。在中线的为单穴，在两侧的为双穴，计十二募穴。三焦中的上、中、下焦又各有募穴，但上焦募与心包络募，中焦募与胃募是同一个腧穴，实际为十三募穴。

脏腑募穴表

肺	大肠	心	小肠	心包络	三焦			脾	胃	肾	膀胱	肝	胆
					上	中	下						
中府	天枢	巨阙	关元	膻中	石门			章门	中脘	京门	中极	期门	日月
					膻中	中脘	横骨						

心包络募穴多数说是膻中，但也有说是天池，待考。后人又发现副胆募辄筋、副脾募大横，这些都是充实了募穴的内容。

募穴与背俞穴相对，募在胸腹部、属阴，俞在背部、属阳。募穴与背俞穴相配，是治疗脏腑病的重要配穴方法。如胃病取胃募中脘、背俞胃俞。近人在此基础上发展成腹背配穴法，如胃病取腹部梁门、背部胃仓。笔者体会，不是特别情况，应取募俞穴为主，酌配其他穴位，如胃病配足三里、内关，则效果更好一些。

由于募穴的部位与脏腑更为接近，所以脏腑有病时，可在其所属募穴上发现压痛，对诊断有一定帮助，这种方法也属于经穴压痛诊断法。

六、背俞穴

俞者，脏腑之气输注的一些特定穴位。其穴都在背部，为区别五腧穴中“俞”穴，所以称它为“背俞穴”。

五脏、六腑各有背俞，加上心包络一俞，合为十二。

脏腑背俞穴表

肺	大肠	心	小肠	心包络	三焦	脾	胃	肾	膀胱	肝	胆
肺俞	大肠俞	心俞	小肠俞	厥阴俞	三焦俞	脾俞	胃俞	肾俞	膀胱俞	肝俞	胆俞

《难经·六十七难》说：“五脏募皆在阴，俞皆在阳者，何谓也？然阴病行阳、阳病行阴，故令募在阴，腧在阳也”。按：“腧”与“俞”同。意思是胸腹属阴，五脏之募皆在胸腹；腰背属阳，五脏之俞皆在腰背。阴病行阳，指风寒外邪入于人之背；阳病行阴，指水谷之寒热感则害人六腑、传于五脏。脏腑腹背、气通相应。病邪侵袭脏腑，俞募会出现病态反应，并可在其相应部位施治。募穴多治阳病行阴，俞穴多治阴病行阳。募俞相配，也为常用的一种配穴方法。

七、八会穴

会者，脏、腑、气、血、筋、脉、骨、髓会合之穴，共有八个。

气会	血会	筋会	骨会	脉会	髓会	脏会	腑会
膻中	膈俞	阳陵泉	大杼	大渊	绝骨	章门	中脘

《难经·四十五难》说：“热病在内者，取其会之气穴也”。临床应用并不限于热病，更着重于内部证候，凡病变发生时，可

取其有关会穴治疗，如气病取膻中、血病取膈俞。

八、八脉交会穴

八脉交会穴，即奇经交会的地方，共八个。

八脉交会穴表

脾经	公孙二穴	父通冲脉	二脉交会于心、胸、胃
心包络经	内关二穴	母通阴维脉	
小肠经	后溪二穴	夫通督脉	二脉交会于目内眦、颈、项、耳、肩膊、小肠、膀胱
膀胱经	申脉二穴	妻通阳跷脉	
胆经	足临泣二穴	男通带脉	二脉交会于目锐眦、耳后、颊、颈、肩
三焦经	外关二穴	女通阳维脉	
肺经	列缺二穴	主通任脉	二脉交会于肺系、咽喉、胸膈
肾经	照海二穴	客通阴跷脉	

上表中父、母、夫、妻、男、女、主、客的称呼，是表示它们的作用相辅相成。八脉交会之处，亦即主治所在，如公孙通冲脉、内关通阴维脉，二脉交会于心、胸、胃，因此治疗这些部位的病变，应取公孙与内关。

九、交会穴

十二经络与奇经，在全身错综复杂地循环流注着，因此有许多腧穴处在两经或两经以上的经气交会点上，这些就是交会穴。

交会穴的作用不仅治疗本经病，而且治疗交会经络的相关病，如三阴交是足三阴之交会穴，故通治脾、肝、肾相关病变。

阳经交会穴表

经名 / 穴名	督脉	足太阳	手太阳	足少阳	手少阳	足阳明	手阳明	阳维	阳跷	带脉	备注
神庭	√	×				×					
水沟（人中）	√					×	×				
百会	√	×									《大成》手足三阳督脉之会
脑户	√	×									
风府	√							×			
哑门	√							×			
大椎	√	×	×	×	×	×	×				
陶道	√	×									
长强	√										少阴所结
睛明		√	×			×			×		阴跷会
大杼		√	×								
风门	×	√									
附分		√	×								
跗阳		√							×		阳跷之郄
申脉		√							×		阳跷所生
仆参		√							×		阳跷之本
金门		√						×			阳维所别属
臑俞			√					×	×		
秉风			√	×	×		×				
颧髎			√		×						
听宫			√	×	×						
瞳子髎			×	√	×						
客主人(上关)				√	×	×					
颔厌				√	×	×					
悬厘				√	×	×					
曲宾		×		√							
率谷		×		√							
浮白		×		√							
窍阴		×		√							
完骨		×		√							
本神				√				×			

续表

经名 / 穴名	督脉	足太阳	手太阳	足少阳	手少阳	足阳明	手阳明	阳维	阳跷	带脉	备注
阳白				√				×			
临泣		×		√				×			
目窗				√				×			
正营				√				×			
承灵				√				×			
脑空				√				×			
风池				√				×			
肩井				√	×			×			
日月				√							与足太阴会
环跳		×		√							
带脉				√						×	
五枢				√						×	
维道				√						×	
居髎				√					×		
阳交				√				×			阳维之郄
臑会					√		×				一说，手少阳，阳维之会
天髎				×	√			×			
翳风				×	√						
角孙				×	√		×				
和髎			×	×	√						
承泣						√			×		又与任脉会
巨髎						√			×		
地仓						√	×		×		
下关				×		√					
头维				×		√		×			
气冲						√					冲脉所起
臂臑							√				手阳明络之会
肩髃			×				√		×		
巨骨							√		×		
迎香						×	√				

注：“√”所属经，“×”交会经。

阴经交会穴表

经名／穴名	任脉	足太阴	手太阴	足厥阴	手厥阴	足少阴	手少阴	阴维	阴跷	冲脉	备注
承浆	√										与足阳明会
廉泉	√							×			
天突	√							×			
上脘	√										与足阳明、手太阳会
中脘	√										手太阳、少阳、足阳明会
下脘	√	×									
阴交	√									×	
关元	√	×		×		×					
中极	√	×		×		×					
曲骨	√			×							
会阴	√									×	挟督脉、冲脉之会
三阴交		√		×		×					
冲门		√		×							一说，足太阴、阴维之会
府舍		√		×				×			
大横		√						×			
腹哀		√						×			
中府		×	√								
章门				√							与足少阳会
期门		×		√				×			
天池					√						与足少阳会
横骨						√				×	
大赫						√				×	
气穴						√				×	
四满						√				×	
中注						√				×	
肓俞						√				×	
商曲						√				×	
石关						√				×	
阴都						√				×	
通谷						√				×	
幽门						√				×	

续表

经名 穴名	任脉	足太阴	手太阴	足厥阴	手厥阴	足少阴	手少阴	阴维	阴跷	冲脉	备注
照海						√			×		阴跷脉所生
交信						√			×		阴跷之郄
筑宾						√		×			阴维之郄

注：“√”所属经，“×”交会经。

五腧穴、原穴、络穴、郄穴、募穴、背俞穴、八会穴、八脉交会穴、交会穴，都是前人通过不断的探索、反复的实践才形成的，有确切的临床价值。

经穴功能主治探析①

《素问》说：“循脉之分，各有所发，各治其过”。所以每条经络、每个腧穴的主治功能都有它的共同性，而又有它的特殊性，这是因为经络有交会、交叉等现象的存在。一般来说，手、足三阳经均可主治发热病；手三阴经可治胸部疾病；足三阴经可治泌尿、生殖系统疾病；足三阳和手厥阴、手少阴经可治神志病；手足三阳经可治头部疾病等。十二经络主治功能的特殊性，如手、足阳明经可治口、齿病；手、足少阳经可治胁肋病；足厥阴经治前阴病；手太阳经治肩胛病；足太阳经治腰背病；任脉有回阳固脱作用；督脉有急救作用。同时，各经还主治相应脏腑的疾病。

腧穴主治功能的共同性：

1. 局部功能，所有腧穴都有主治局部的功能。如眼部穴位治眼部病，耳部穴位治耳部病，每一关节，肌肉部的穴位可治该

---

① 原稿摘于拙著《针灸经穴学纲要》。

部的病变。同样，内脏器官所在体表的穴位，可治内脏器官的病变，如中脘治疗胃病，肾俞治疗肾病。

2. 邻近功能，所有腧穴都能治疗它所在部位的上下、左右、前后的病变，如风池治疗眼病；外关治疗腕、指病。

腧穴主治功能的特殊性：

1. 以五腧穴为代表的穴位，具有治疗远隔部位的脏腑、器官、组织的特殊功能。如足三里主胃病，阳陵泉主肝胆病，内关主心动过速。

2. 经验穴位，公认大椎有退热作用，足三里有强壮作用，灸神阙可解救虚脱，刺水沟能急救苏醒，三阴交主妇女疾患。

十四经腧穴分部主治简表，如下。

十四经腧穴分部主治简表

经络		部位	主治重点	说明
手三阴经	肺	胸	胸、肺病	手三阴经均主治胸部病。肺经以治肺、喉病为主；心包络经以治心、胃病为主；心经以治心、神志病为主。
		手臂	喉、胸、肺、发热病	
	心包络	胸、上臂	胸、心病	
		手臂	胸、心、胃、神志病、发热病	
	心	手臂	胸、心、神志病、发热病	
手三阳经	大肠	手肘	头、面、耳、目、鼻、喉病、发热病	手三阳经均主治头部病及发热病。 大肠经以治前头、鼻、口、齿病为主； 小肠经以治后头部，口、齿、耳病为主； 三焦经以治侧头部，侧面病为主。
		上臂、肩	上臂、肩病	
		颈	咽喉病	
		鼻	鼻病	
	小肠	手、肘	头、项、耳、目、鼻、喉病、神志病、发热病	
		肩胛	肩胛病	
		颈	咽喉、耳病	
		面	口、齿、耳病	
	三焦	手、肘	耳、目、头、喉病、发热病	
		肩臂	肩臂病	
		颈、耳	耳、目、头面病	

续表

经络		部位	主治重点	说明
足三阴经	脾	下肢	脾胃、肠、生殖、泌尿疾患	足三阴经均主治（少腹）内脏病变。 脾经以治脾、胃病为主； 肝经以治生殖、泌尿系统病为主； 肾经以治生殖、泌尿系统病为主，也治肺、咽喉病。
		腹	脾胃、肠、生殖、泌尿疾患	
		胸	胸、肺病	
	肝	下肢	生殖、泌尿、肠道病	
		胁	脾胃、肠、生殖疾患	
	肾经	足	生殖、泌尿、肠、胸、肺、咽喉病	
		下腿	肠、生殖、泌尿系病	
		下腹	肠、生殖、泌尿系病	
		上腹	肠、胃病	
		胸	胸、肺病	
足三阳经	胃经	头面	头、面、目、鼻、口、齿病	足三阳治疗头、面、五官病，以足部腧穴为主；身躯、脏腑、神志、发热病，用膝以下腧穴为主。
		颈、胸	咽喉、胸、肺病	
		上腹	胃肠病、神志病	
		下腹	生殖、泌尿系统	
		膝上	膝、局部病	
		下腿	胃肠病、神志病	胃经以治前头、口、齿、咽喉病变及肠胃病为主；
		足	头、面、目、口、齿、咽喉、胃肠病、神志病	
	胆经	侧头	头、面、耳、目、口、齿、鼻、喉病	
		项、肩	头、项、肩背、神志病	胆经以治侧头、胁肋、耳部病变为主；
		胸、胁	胸、胁病	
		季肋	生殖、泌尿、肠道病	
		髀枢	腰、下肢病	膀胱经以治后头、背腰病变为主。
		膝下	头、面、耳、目、喉、胸胁病、发热病	
	膀胱经	头、项	头、项、目、鼻、神志病	
		1～7椎	胸、肺病	
		9～13椎	胃肠、胸、肺病	
		14～21椎	肠、生殖、泌尿系病	
		腘以上	腰、泌尿、肠、痔、及局部病	
		腘以下	头、项、目、鼻、背、腰、肠、痔、神志病、发热及下肢后侧病	

续表

经络		部位	主治重点	说明
奇经	督脉	21～14 椎	神志病、肠、痔、泌尿、生殖系病	督脉以治神志病、发热病为主。
		13～9 椎	神志病、胃肠病	
		7～1 椎	神志病、肺病、发热病	
		项	头、项、鼻、舌、喉、神志病	
		头	头、目、鼻、耳病、神志病	
		鼻	神志病、鼻、口、齿病	
	任脉	下腹	生殖、泌尿、肠病	任脉以治生殖、泌尿系病为主，下腹穴有回阳固脱、强壮作用，上腹穴能治胃肠病。
		上腹	胃、肠病、神志病	
		胸	胸、肺、食道病	
		颈	舌、咽喉病	
		唇	口、齿病	

针刺配穴的若干法则①

通过诊断，确定治疗方案，其中配穴的得当与否，也是决定疗效的重要环节，临床常用的有下列几种方法。

一、上下配穴法：《灵枢·终始篇》有“病在上者，下取之；病在下者，高取之”。上指腰以上，包括上肢；下，指腰以下，包括下肢。虚证先取上为主，如脱肛取百会；实证先取下为主，如实火齿痛取合谷。

二、左右配穴法：根据经络循行交叉的特点，应用左右配穴法。如右侧面瘫，取右侧地仓、颊车等穴，配左侧合谷等穴。

三、前后配穴法：前指胸腹、后指腰背。即前呼后应的募俞

① 原文摘自拙著《针灸经穴学纲要》。

配穴之类。如胃病，前面取中脘（胃之募穴），后面取胃俞（胃之背俞穴）。俞募配穴的应用，不但对脏腑病有用，对于五官，五体、五志的病变也有一定的作用。肝应目、主筋、主怒；心应舌、主脉、主喜；脾应口、主肌肉、主忧；肺应鼻、主皮毛、主悲；肾应耳、主骨髓、主恐。

四、表里配穴法：阳经与阴经表里相贯。表里配合应用能增强穴位的协同效果。如咳嗽取太渊（阴经）、合谷（阳经）。主客原络配穴法也是其中重要的一种。

五、远近配穴法：近部选穴与远部选穴相配合。虚证以近取为主，远取为辅；实证以远取为主，近取为辅。先取主治之穴，次取随证配穴而应之。如胃病虚寒先取中脘诸穴，后取足三里等穴。

六、病因与症状配穴法：这种方法临床较为常用。以病因取穴为主，配合症状取穴。如风火上炎引起的目赤、羞明、流泪等症状，可先取外关、行间，以平息风火，后取太阳、承泣，为对症治疗。

各种取穴配穴方法，均以辨证为依据、经络为准绳，处方要切合病情，分别主次，初诊病人取穴不宜多。并可根据病情变化，变换配穴法，或选二种同时配合应用，务求疗效提高。

浅谈针刺得气①

针刺得气，现在称之为“针感”。历来被针灸医家所重视，笔者见闻所及，启发了研究的兴趣，浅谈如下。

---

① 原稿摘自拙著《针灸易学讲义》。

一、得气的标准

《标幽赋》说："轻滑慢而未来，沉涩紧而已至"。针刺入穴位，经过一定的手法，医生感到针下沉涩紧，病人自觉有酸、麻、胀、重、痛、热、凉、触电样等感觉。或出现于针刺局部，或沿经络循行直达病所。也有一些是医生押手指下感觉有突然的跳动，如果反应强烈，肉眼可以看到穴位附近的肌肉搐动，甚至沿经络放射。《难经·七十八难》所谓"知为针者信其左，不知为针者信其右"，概指此种现象。

二、取气的方法

前贤取气有：切、摇、退、动、进、循、摄、努、搓、弹、盘、扪、按、提等十四法，均可以参考。笔者常用的有：

1. 手法候气：气不至，用循切法，以手指于该穴四周循切之；叩弹法，叩弹针柄；或搓努法，将针搓转，搓转不宜太紧；或爪刮法，用手指由下而上地刮针柄，达到加速得气的目的。

2. 留针候气：气不至，静以久留，或结合捻运，以待气至。如《针灸大成》所说，一度施术，留针片刻，再度施术，常可使"得气"感应加强，甚或向远处放散。人气随呼吸而行，"营周不休，五十度而复大会"（《灵枢·营卫生会篇》）。故《灵枢·九针十二原篇》说："知其往来，要与之期，粗之暗乎！工独有之"。

3. 引经导气：气不至，由于经气不能充布该部顽麻木不仁的痹病患者，可以顺着经络流注方向，上下依次进针，引导经气逐步走向该部。

4. 加灸取气：用于一切虚寒证得气困难的患者，先温灸局部（不宜化脓），或浅刺后，针柄缠烧艾绒（称为温针），然后再选 1～2 个主穴针之。仿《医学入门》“凡病，药之不及，针之不到，必须灸之”。

三、得气与补泻

利用正气以治病，是中医治疗的根本。《素问·离合真邪论》有：“夺人正气，以从为逆，荣卫散乱，真气已失，邪独内着，绝人长命，予人夭殃”的谆谆告诫。所以气至之时，必先辨气：“邪气来也紧而急，谷气来也徐而和”（《灵枢·终始篇》）。前者是指由于病邪的侵袭，使针下感到过于紧急、滞碍、转动不灵，属于邪气的病态反应，宜采用“迎而夺之”的泻法，使针下过于紧者获得轻松。后者指针下沉紧，如鱼吞钩，但针体仍然松动灵活，属于正气（谷气）的正常生理机能反应，宜采用“随而济之”的补法，使针下松动者，渐转充实。笔者认为临床还要结合病人的整体状况，在气至、辨气的基础上恰当使用。因“虚中有实、实中有虚、虚实夹杂”，不可不慎。只有这样，才能达到扶正祛邪，邪却正安的目的。杨上善说：“令阴阳气和乃止”，就是这个意思。“针之极也，神明之类也，口说书卷，犹不能及也”（《灵枢·刺节真邪篇》）。业针灸者，必须仔细揣摩，日久自有心得。

四、得气与疗效

《素问·血气形志篇》说：“刺之要，气至而有效”。《针灸大成》更明确地指出：“若得气来速，则病易痊而速也，若气来迟，则病难愈，而有不治之忧”。说明针刺与得气关系密切。针感越好，疗效也越好。

昔年曾有徐姓家庭妇女，60 岁。患胆囊炎已多年，发作频繁，要求针刺治疗。患者当时右上腹阵发性绞痛，向右肩背部放射，伴发热、胸闷、恶心、呕吐、腹胀、便秘，胆囊区触痛（莫菲氏征阳性），脉弦数，舌质红、苔薄白。中医认为：寒热不适，饮食不节，肝郁气滞，胆失疏泄，湿热蕴于中清之腑而成病。法当疏泄肝胆、清利湿热。主要针刺右日月（局部胀重）、肝俞（局部酸胀）、胆俞（局部酸胀并向前胸放散）、阳陵泉（酸痛放散向下至足）、内关（胀麻放散向上至腋胸）、足三里（酸胀放散至膝上），针感较为满意，留针时疼痛即有所减轻。

临床不得气，或得气不敏感者，有由于局部病变太重，或患者脑实质受到严重损害，或是不治之症，请参阅本书其他篇章，互为参考。

五、讨论

由于针刺是一种特殊的良性刺激和人体穴位针感的感受结构的特点：多分布于皮下结缔组织、肌肉、肌腱和腱周结缔组织、神经干支、骨膜等组织上，因此针刺的感觉除四肢末梢和敏感部位的特异穴位，如《玉龙歌》说：长强“呻吟大痛穴为真”。一般穴位不应是单纯的痛觉，而是有一种特殊的酸、麻、胀、重及触电样等感觉，这就是所谓“得气”。得气的感觉，又可推测疾病的性质。《医学入门》说：气已至，“患人觉痛则为实，觉酸则为虚”。一般说来，实热证多胀痛感，虚寒证多酸麻感。

《金针赋》虽有“病在上吸而退之，病在下呼而进之”，指病痛在取穴的上方，要当病人吸气时提针，可使“气”上行；反之，病痛在取穴的下方，要当病人呼气时插针，可使“气”下行。又有“欲气前行，按之在后；欲气后行，按之在前”。针家尚有“针尖向上，针感易向上；针尖向下，针感易向下”等说，临床观察，针感向上者极为少数，但发现针感向上到达病所，比顺行向下到达病所的效果更为理想。上，指向心性放射；下，指离心性放射。

有关针感强弱、迟速的原因，除病人自身方面外，主要还在于医生对穴位不熟、深浅不对、角度不准、刺法不当所造成。笔者认为要多加学习，包括指力的锻炼，临床仔细分析，根据不同的情形，采用不同的措施。如考证各穴的准确位置，掌握针刺浅深，由浅渐深，反复手法候气，刺激由轻渐重。另一方面病人的体位也很重要，如《针灸聚英》转录薛真人天星十二穴歌，“环跳在髀枢，侧卧屈足取”。笔者体会治疗腰腿痛取环跳穴，应侧卧屈足，从梨状肌下缘，针尖略向下肢进针，则针感较为满意。如位置不对，或刺在梨状肌上，只会胀而不易放散。

在施治过程中一定要全神贯注，一丝不苟，切忌深针猛刺、强求得气，务必以肌体适应为标准，否则容易发生弯针、滞针、折针、晕针或徒伤肌肉、脏腑，甚至危及生命，不能不引起我们十分重视。

试论针不同法[①]

古代九针，各有其适应之证，谓之“病不同针”，同一针具又由于证之不同，而刺法又不尽相同，谓之“针不同法”。法者，规范也。历代针灸学家非常重视，明代杨继洲强调要“量其虚实，视其寒温，酌其补泻，而制之以针刺之法焉。”笔者深以为然，并认为要于时、于人、于病、于穴密切结合，本文试以毫针为例，讨论如下。

---

① 原文刊于《上海针灸杂志》1990 年第 4 期。

一、于时结合

中医治病的一大特点，在于人与天地相参，《内经》中阐述颇多，认为自然界的变化作用于机体，机体必然发生相应的机能变化，“故治不法天之纪，不用地之理，则灾害至矣（《素问·阴阳应象大论》）。”强调“春夏秋冬，各有所刺，法其所在（《素问·诊要经终论》）。”相顺则治，相逆则乱。盖春夏阳气轻浮，刺之宜浅，秋冬阳气收藏，刺之宜深，随着四季气温之转换，针刺之法也随之不同。《内经》指出：“天温日明，则人血淖液而卫气浮，故血易泻，气易行。天寒日阴，则人血凝泣而卫气沉（《素问·八正神明论》）。”伏天为全年气温最高的日子，特别是大暑至立秋的阶段，称作大伏，这时既无袒裸受寒之弊，又是阳气最为充沛的季节，堪称针灸最佳时令，苏南浙北一带盛行伏针，其理即基于此。

同时中医在人与天地相参的思想指导下，注重研究人体脏腑气血循环灌注的形式和顺序。“日行一舍，人气行三阳，行与阴分，常如是无已，天与地同纪，……终而复始，一日一夜，水下百刻而尽矣（《灵枢·卫气行》）。”荣卫行阳二十五度，行阴二十五度，为一周也，阴阳相贯，如环无端。认为人体阴阳气血具有定时盛衰的规律，故《针灸大成》称：“时上有穴，穴上有时，”强调“谨候其时，病可与期。失时反候者，百病不治（《灵枢·卫气行》）。”指出用针之法，候气为先，如待贵人，以得气为度。后人根据《内经》的理论，创立了多种按时配穴针刺方法，如子午流注。该法是以十二经脉肘膝以下的六十六个经穴为基础，根据出井、流荥、注俞、行经、入合的气血流注、盛衰开合的道理，配合阴阳、五行、天干、地支、脏腑等逐日按时开穴的一种针刺取穴法。《标幽赋》说：“推于十干十变，知孔穴之开合。论其五行五脏，察日时之旺衰。”概括地指出了这些疗法的实质是按照五运相袭而皆治之，终期之日周而复始的“五行循环”模式。《内经》天人相应的观点，较现代对“生物时钟”的概念，早了几乎一千五百年。

于时结合的另一依据，即是针对疾病的一些具体情形而决定，如疟疾应“先发如食顷乃可以治，过之则失时也（《素问·刺疟》）。”痛经应于行经前一周开始针刺。

二、于人结合

针刺之法，“必先度其形之肥瘦，以调其气之虚实（《素问·三部九候论》）。”取穴之多少，应“随气盛衰，以为痏数（《素问·缪刺论》）。”治法因乎人，不因乎数，由此可见一斑。一般“年质壮大，血气充盈，肤革坚固，因加以邪，刺此者，深而留之，此肥人也。……瘦人者，皮薄色少，肉廉廉然，薄唇轻言，其血清气滑，易脱于气，易损于血，刺此者，浅而疾之（《灵枢·逆顺肥瘦》）。”婴儿机体尚未成熟，血少气弱为稚阴稚阳之辈，“刺此者，以毫针浅刺而疾发针，日再可也（《灵枢·逆顺肥瘦》）。”笔者认为老弱妇幼患者，均宜用极细毫针浅刺，不宜长时间留针，手法应柔和，针感反应不宜强烈，以能忍受为度。隋代杨上善在《黄帝内经太素》中也告诫后之学者：“久瘦有病之人，不可顿刺，可节量刺之”，实为经验之谈。

针刺之感应也因人而异，阳气偏盛，神气敏感者，易为针刺所触动，感应很快；阴阳基本平衡者，感应适时而至；阴气偏盛者，较难取得感应，有了感应之后，又难于消失，所以《内经》谓：“各不同形，或神动而气先针行，或气与针相逢，或针已出，气独行，或数刺乃知”，至于“发针而气逆或数刺病益剧（《灵枢·行针》），”当责之于医生手术上的失误，临床必须引起重视，把握恰当的针刺分量。笔者在门诊中遇到老弱阳气不足病者，采用分层进针、分次手法，以期逐步积累达到一定要求的刺激量，使之反应柔和，病人容易接受。

三、于病结合

凡属邪气盛者，当用泻法，以泄其邪，正气虚者，用补法以扶其正，寒性的证候，须要留针以待阳气，热性的证候，宜速刺而疾出，以泄阳邪，不虚不实宜用“徐入徐出”的导气手法，这是针刺与病结合的基本法则。但在很多的病例中，往往虚实夹杂，故《内经》有“阴盛而阳虚，先补其阳，后泻其阴而和之，阴虚而阳盛，先补其阴，后泻其阳而和之（《灵枢·终始》）。”张景岳《类经·阴阳虚实补泻先后篇》释曰：“言先补其阴而后泻其阳而和之何也？以治病者，当先顾正气，后治邪气……。”即用先泻后补——阴中隐阳法，或先补后泻——阳中隐阴法。如若正气大虚的病者虽有实邪也不能拘于有邪必泻，应该采用补法以扶正蠲邪。另外，可应用有关穴位相互协同能产生独特疗效的配伍法，如脾胃胆道疾病，常背俞与腹募同用，背俞穴用以泻邪，腹募穴用以补正。治疗痹痿诸证，据其阴阳缓急，常以从阴引阳、从阳引阴法治之。对于痛证患者宜先刺健侧或远道，后刺局部以达到“住痛移疼”之目的。《内经》所谓“痛从上下者，先刺其下以遏之，后刺其上以脱之。痛从下上者，先刺其上以遏之，后刺其下以脱之（《灵枢·周痹》）。”临床上邪在经脉者可用巨刺法；邪在络脉者可用缪刺法。用上病下取法，多为头病、齿病等偏于实热之证；而下病上取法，多为痿躄、麻木、下垂等气虚不足之证。于病结合的另一要点，即是针刺方向要根据病证而定，如足三里穴，用于治疗脏腑病变或作强壮之目的，以直刺或斜向上方刺入为佳；用于治疗腰腿痛、足趾麻木，以斜向下方刺入为佳。

刺法又分标本缓急，“病发而有余，本而标之，先治其本，后治其标；病发而不足，标而本之，先治其标，后治其本（《素问·标本病传论》）。”在治病必求于本的原则下，必须权衡病情的缓急轻重。急则治标，如癔病口噤不语、四肢抽搐，先刺“定神”，往往呼痛而解。休克昏厥急刺人中、十宣，先求苏醒。缓则治本，对于慢性病强调治理脾胃、培补元气，以期收到事半功倍之效。当然一部分疾病治标也寓有治本之义，特别如针刺治疗某些痛证。

四、手穴结合

《内经》载：“刺阴者，深而留之，刺阳者，浅而疾之（《灵枢·阴阳清浊》）。”笔者认为，一是指疾病性质而言，阴为里证宜深而留针，阳为表证宜浅而疾出；一是指人体各部分针法要领，头面属阳宜浅，躯干、胸背属阳宜浅，腹腰属阴宜深，四肢外侧属阳宜浅，内侧属阴宜深。但临证也不可拘泥，应仔细观察穴位肌肉之厚薄而定针刺之分寸。元代王国瑞在《玉龙歌》中指出：“有筋有骨须浅刺”，不是没有道理的。古代除明确禁针穴外，还强调“凡刺胸腹者，必避五脏。”《针灸甲乙经》还列举穴位谆谆告诫后学，如人迎穴，过深不幸杀人；云门穴，刺太深令人逆息等等。凡此，皆说明容易致命致残的部位，如五脏、六腑、胸、气管、大动脉、神经干都应特别注意。同时针刺方向也各有法度：直刺法大多用于腹部；横刺法应用于头部、胸部（可避免刺穿肋膜）、颜面以及腹部重要脏器所在和肌肉很薄的部位；斜刺法，介于直刺法与横刺法之间，用于项侧及两踝之内外侧等处，亦能应用于皮下之浅刺者。再就针法补泻而言，则针尖顺着经脉的走向而进针为补；针尖逆着经脉的走向而进针为泻。

五、结语

病以人殊，治以疾异，病不同针，针不同法，贵在辨证精确。《针灸大成》云："针灸之疗疾也，有数有法，而惟精于数法之原者，斯足以窥先圣之心。"故凡业针灸者，务望精求而熟谙之，庶克有济。

少轻浅慢的针刺特点与应用①

随着时代的发展，工作条件的改善和生活水平的提高，针刺的方式与方法也应当不断的改进与完善，才能符合人们的要求。根据《素问·评热病论》："邪之所凑，其气必虚"的理论，笔者认为有部分病人由于总体情况不佳，正气不足，为邪所乘，属于本虚标实；有部分属于邪气过盛，局部正不抵邪，而致病变发生，属于正虚邪实。所谓"邪"者，泛指外感六淫、内伤七情及劳伤等。中医称"无虚不成病"。围绕"虚"字，中西医都主张治而后养、养而后治、治养结合、养治兼顾，攻伐不宜太过。笔者在长期临床上摸索出一套少、轻、浅、慢的针刺方法。向同道汇报，并请指正。

少：即取穴少。一般一次取 3～4 穴。

轻：即指力轻。进针、出针、捻针，指力柔和、轻灵。

浅：即刺入浅。比一般书籍规定的深度要浅，不透穴。

慢：即旋捻慢。捻转角度小，进针慢，出针慢，整个过程切勿操之过急。

---

① 初稿参加华东地区第三届针灸学术大会。

《素问·五常政大论》："病有久新，方有大小，有毒无毒，固宜常制矣。大毒治病，十去其六，常毒治病，十去其七，小毒治病，十去其九，谷肉果菜，食养尽之。无使过之，伤其正也。不尽，行复如法。"药之理，亦即针之理。针、药都不能过量用之。针刺是一种损伤疗法，对机体确系有一定程度的伤害，所以一般都要间隔一二天针刺一次。同时针刺的疼痛又是它的一大弱点，有些病人望而生畏，拒绝接受针刺。少轻浅慢的针法也就应运而生。

这套方法，贯穿于针刺的全过程，首先是应用直径0.22～0.30毫米较细的毫针，因此医生必须具有扎实的基本功，"冰冻三尺，非一日之寒"，日复一日，耐心练习指力、腕力，才能达到运用自如，得心应手的地步。

应用少轻浅慢，对于得气与补泻，都是互不影响，并行而不悖。主要在于手法的变换，积小补为大补，积小泻为大泻，逐步加量，达到治疗要求，使病人容易接受。

这种损伤面积小、疼痛感觉轻、安全系数高、治疗效果好的方法，适用除癫狂、破伤风、惊厥等症外的大部分人群，特别是小儿患者。宋代钱乙《小儿药证直诀》认为：小儿"五脏六腑，成而未全，……全而未壮"。小儿的物质基础和生理功能均处于幼稚状态，即"稚阴稚阳"，形容脏腑娇嫩，血气未充。中医又称小儿为"纯阳之体"，我国现存最早的儿科专著《颅囟经》称："凡孩子三岁以下，呼为纯阳"。强调"动"是儿童一大特点，故不宜留针，更不宜粗针重刺。明代张景岳说：儿童"脏器清灵、随拔随应"，更适用这种少轻浅慢的针刺方法。

病案举例

1. 吴某某，男，27岁。2008年3月28日初诊。自诉：5天前清晨漱口时觉得口角流水，后感右面部麻木、食物留滞于颊部。检查：一般正常，面部右侧肌肉松弛，右眼裂扩大，闭合不全，皱额、皱眉、鼓颊、吹哨均困难，右侧鼻唇沟消失，口角向健侧歪斜，伴右眼流泪。其他无病变发现。诊断为右侧周围性面瘫。考面瘫一证，病侧如花木之枯萎，类多正气不足，风寒之邪客于经络而致，用少轻浅慢法极为相宜。取穴丝竹空、攒竹、地仓、颊车（均右），合谷（左），用补法。配合电针，用沪产G6805电针仪，连续波弱刺激15～20钟，以患侧有微弱跳动为度。隔二日治疗一次，针刺12次而愈。

2. 张某某，女，58岁。2007年12月3日初诊。自诉：右肩疼痛并向上肢放射三月余，近来加重，夜间尤甚，不能入睡，右臂上举不便，无外伤史。检查：右肩向下倾斜，上肢抬举前70度，外展困难，后伸只能触及骶骨，内收仅手指能搭健肩，肩前区压痛明显，无红肿。X光片示无明显变化。诊断：右肩周炎。中医辨证：年近六旬，阳明脉衰，筋骨不健，复因劳力过度，风寒外袭而致。正虚邪实，是本病之关键，治宜祛邪扶正，温经通络，改善局部微循环，促进炎症吸收，加快组织修复。取肩髃、肩内陵、曲池、合谷，予少轻浅慢，平补平泻，留针20分钟，中间再施手法一次。取针后，局部拔罐，隔二三日一次，结合功能锻炼，一月后痛减，三月后痊愈。

运动针刺法①

笔者曾于1990年10月间，应邀去济南参加华东地区第四届针灸学术大会，聆听了来自六省一市的针灸界名流的发言，获益良多。特别对安徽省淮南矿务局机关医院主治医师宋振之介绍的“运动针刺法”（简称“动刺”），颇感兴趣。嗣后，参与编写《中

---

① 原文刊于吴江市1991年中医年会《论文汇编》。

医辨治经验集萃》（副主编、1996 年 2 月人民卫生出版社第 1 版）又收入了江苏省吴县第二人民医院副主任医师姚一航的《针赖运动　动赖针刺—动刺疗法介绍》，二者内容虽有不同，但都以“动”为前提，结合笔者临床，爰述如下，仅供参考。

一、方法

1. 主动运动

（1）肢体运动：进针后，一边行针，一边嘱患者运动肢体。应用于各种痹证及急慢性软组织的闭合性损伤。病在上、取穴在下，病在下、取穴在上。如肩周炎，取绝骨。

（2）呼吸运动：即进针后，一边行针，一边嘱患者做呼吸运动。应用于各种“气机失调”的病症，如胸闷、胸痛、腹痛、腹胀等。如对于岔气的病人，针刺内关穴后，患者配合做深、长呼吸运动，可迅速减轻症状。或再乘患者咳嗽时用手掌轻轻拍击其病变部位，震荡局部使之气血流通，其效更佳。

（3）按摩运动：即进针后，一边行针，一边嘱患者自我按摩局部。本法可应用于头痛、牙痛、面瘫、尿闭等多种病症。

（4）意念运动：即嘱患者配合“存想”、或“吐纳”，运动自己病变肢体、部位。适用于肢体运动无力或不能随意运动的病人及部分脏腑病变者，如各种瘫痪病、高血压、心脏病、胃下垂、美容、减肥、戒毒等。

2. 被动运动

即辅助运动法，用于患者没有能力配合针刺后的活动，而由医生或他人辅助进行的一种运动针刺法。如需要祛痰的病人，针刺丰隆、内关后，医生可用中指连续叩病人的天突穴，以助痰外出等。

二、注意事项

1. 明确诊断，掌握宜忌

“动刺”治病是在中医整体恒动观念的指导下，运用四诊八纲进行综合分析，详审病机，明确诊断，即由经辨证、由证识病，再进行治疗。对于久病正气虚极，阴阳将亡的病人禁用；对于身体虚弱、老年、儿童和不能配合的病人要慎用。

2. 严格选穴，合理施治

本法强调选穴宜少而精，以四肢肘、膝以下穴位为主。病在经用巨刺，病在络用缪刺。本法也可指导头针、耳针等其他针刺法。

3. 医患配合，补泻适宜

“动刺”必须医患双方密切配合，使神、针、气融为一体，才可以达到预期的疗效。补泻要领以“虚则补之，实则泻之”为原则，正确掌握是增强疗效的关键。

三、体会

运动针刺法，源于《内经》，是传统针刺与运动疗法相结合的一种针刺法。《素问》说：“凡刺之真，必先治神”。“动刺”是以神引动，以动导气，气随神走，神伴针行。神、针、气三者合一，作用于病变部位，故见效较快。“动”，包括进针前、后、留针时，嘱患者作病变部位活动。“动”是“动刺”的基础，通过“动”可以促进机体新陈代谢的同化和异化、能源物质的分解与合成、肌肉的收缩与放松、神经的兴奋与抑制，推动机体内部的运动变化，达到疏通经络血气的目的。“经脉者，所以决死生，处百病，调虚实，不可不通”，“通则不痛”。

笔者通过临床实践观察，“动刺”对不同机体、不同病证，虽有“双向”性调节功能，但对于实证较为有效。

刺法留针小议[①]

我国现存最早的医学著作《黄帝内经》对刺法留针就有记载。其中《灵枢》阐述尤多，在81篇中竟有29篇论及留针问题。留针又称“置针”、“卧针”，为历代针灸家所重视。如金代窦汉卿《标幽赋》说：“静以久留，停针待之”。又如明代杨继洲《针灸大成》说：“用针之法，候气为先”。近代朱琏明确指出：“进针以后，患者针刺的局部组织，有时呈现松软毫无抵触状态。……患者也没有什么特殊的针感，这时可留针二三分钟，再捻转，就可能产生针感”。其意义即在于“候气”，其目的在于调和阴阳，使虚则实之、实则虚之，以平为期。故《素问》强调：“静以久留，以气至为故，如待贵宾，不知日暮”，确实是经验之谈。

留针之原则根据“热则疾之，寒则留之”；“刺实须其虚者留针，阴气隆至乃去针也”；“刺阴者，久而留之”。当然留针时间的长短还须根据病人的年龄、体质、病情和季节等各方面的因素来决定，如老年体弱儿童及不能配合的患者一般不宜留针或留针时间过长。又如“久病者邪气入深，刺此者深而久留”。需要较长时间留针的患者，针刺时位置以卧位为佳，预防晕针。

不同经络的腧穴留针时间也各不相同。《灵枢・经水篇》记载：“足阳明刺深六分，留十呼。足太阳深五分，留七呼。足少阳深四分，留五呼。足太阴深三分，留四呼。足少阴深二分，留

① 原文刊于江苏省苏州市1991年针灸学术研讨会《资料汇编》。

三呼。足厥阴深一分，留二呼。手之阴阳，其受气之道近，其气之来疾，其刺深者，皆无过二分，其留皆无过一呼”。从经络的不同长度，手足三阴三阳经络，按一呼一吸（即一息）经气循行六寸来推算留针时间，可以测知古代的留针时间均很短暂。如以足阳明胃经为例，按正常人每分钟平均呼吸十八次，则留十呼，尚不足一分钟。可能由于古代针具粗大，而现代针具极为纤细，所以古代留针时间较短。若把留针时间按照其经络长短，以息计之的方法来推算，参照《灵枢·脉度篇》记载：肺、心、心包络经各经均长三尺五寸，左右六经共长二丈一尺；大肠、小肠、三焦经各经均长五尺，左右六经共长三丈；胃、胆、膀胱经各经均长八尺，左右六经共长四丈八尺；肝、肾、脾经各经均长六尺五寸，左右六经共长三丈九尺；跷脉从足至目长七尺五寸，左右二经共长一丈五寸；任、督脉各长四尺五寸，共长九尺，以上各经之总长度为十六丈二尺。“此气之大经隧也”。根据正常人每息脉行六寸，每日为一万三千六百息。周身经脉全长十六丈二尺，经行一周需二百七十息，平均每分钟十八息，1/18＝1/270，t值＝270/18＝15，相当于十五分钟为宜，时间太长，会使经气运行不畅，反而会影响疗效。各家学说又不尽相同，尚待继续研究。尤怀琦先生认为：十二经脉行十二个时辰是不对的。从十二经脉之长度对比，手三阴最短，为三尺五寸；足三阳最长，为八尺。其比例为1比2.3左右，相差极大。以表里二经相配而言，肺与大肠二经之长度为八尺五寸，胃和脾二经长度为十四尺五寸相比较，二者之间差异亦相当明显，其比例为1比1.7左右。一个时辰走一条经络，显然很难解说，并且还有奇经八脉的参与，更不能成立。《灵枢·五十营篇》说，气行五十营于身，水下百刻，日行二十八宿，漏水皆尽……。尤氏还认为，一日一夜五十周于身，并非单纯十二经脉于十二个时辰内每条经脉行走一个时辰，一昼夜每个穴位有五十次经气通过到达。一个时辰内全身经气可到达每个穴位二次以上[①]。研究这些对于留针候气有一定的关系。

概论针灸之时间观[②]

中医对人体时间观的认识，源于《内经》，“人以天地之气生，四时之法成”，“人以天地相参也，与日月相应也”。认为人与自然界是统一的，时间周期与生命活动的各种节律，互相同步。“四时五脏阴阳”是一个综合的调控系统，广泛应用于生理、病理、诊断、治疗以及疾病的预后等各个方面。现代医学认为：生命物质依时间不停息地运动着。但是，从单细胞生物到高等动植物（包括人类）的生理功能都不是连续不断地活动，而是具有节律性（有一定规律的重复变动，称为“节律”），这种节律性活动与天时（地球物理周期）相联系。现代医学还认识到人的体温、脉搏、血压、眼内压、记忆力、肌力、氧气吸取、痛觉、肾脏清除率等，昼夜节律不同。在病理上，疾病的发生、变化也同样具有节律性，如心脏病人在冬季易发作，就一天而论，早晨病情稳定，白天较轻，晚上加重。心源性哮喘、心律失常、心衰常发生于半夜，患者多死于后半夜。临床用药，不仅要考虑剂量，还要认真研究最适当的用药时间，以提高治疗指数，达到用较小剂量，收到较好疗效，并使毒副作用降至最低的目的。把用药时间与用药剂量放在同等重要的位置。中医早就重视时间观，针灸一科更不例外，以经络学说为准绳，“视其所在施针石也”。本文

---

① 尤怀琦．十二经脉纳支质疑．苏州市 1991 针灸学术研讨会《资料汇编》（内部资料），第 5 页

② 原文参加 1992 年全国首届时间医学学术研讨会，刊于 1992 年南京针灸学术研讨会《论文选编》。

试就临床范畴概论如下。

一、经络走注

肺寅胃卯大辰宫，脾巳心午小未中，申胱酉肾心包戌，亥三胆子丑肝通。十二经络行十二个时辰是中医学的常识，也是针灸科的基本理论之一。但从《灵枢》的营气篇、五十营篇、脉度篇；《难经》的一难、二十三难等经义探析，有人认为，人体经络有长短之不同，经气运行除十二经络外，又有奇经八脉的参与，是否每条经络都走一个时辰，还有待今后共同研究。如以“一日一夜五十周于人身”推算一昼夜每个穴位有五十次经气通过，一个时辰内全身每个穴位可有二次以上经气到达，所以《针灸大成》称“时上有穴，穴上有时”。

古籍上不同经络腧穴留针的时间也各不相同。“足阳明刺六分，留十呼。足太阳深五分，留七呼。足少阳深四分，留五呼。足太阴深三分，留四呼。足少阴深二分，留三呼。足厥阴深一分，留二呼。手之阴阳，其受气之道近，其气之来疾，其刺深者，皆无过二分，其留，皆无过一呼”。《内经》收载的篇章，观其内容显然有些自相矛盾，可见《内经》非一人、一时之作，但都说明针灸与经络走注有密切关系。

二、辨证依据

《内经》揭示了人体年钟规律的重要意义。“五运相袭而皆治之，终朞之日，周而复始，时立气布，如环无端，候亦同法，故曰不知年之所加，气之盛衰，虚实之所起，不可以为工矣”。说明日、月、地球等天体在相对运动的过程中，一旦出现异常，对人群及生物群必然会产生影响。所谓“苍天之气，不得无常，……变至则病”。1988年为火运太过之年，是年夏季太阳黑子活动频繁，天气非常炎热，暑邪亢盛，故中暑病较常年明显增多，即为一例。

各个季节又有不同的旺脉，如春弦、夏钩、秋毛、冬石。春病在阴，夏病在阳，秋病在阳，冬病在阴。“五脏务以其时受病”，如脾为至阴，喜燥恶湿，长夏主湿，天时主气太过，雨湿浸淫，则湿邪侵袭人体，极易损伤脾胃，致脾胃运化失常，出现胸闷、纳呆、呕恶、脘腹胀满、泄泻等症状。因此，时令发病也往往有规律可循。即使疾病的发展与转归，也可随着季节、日时、昼夜的更替而作出判断。如“病在肝，愈于夏；夏不愈，甚于秋；秋不死，持于冬，起于春”。所谓“至其所不胜而甚，自得其位而起”。

南京中医药大学王玲玲同志等在杨长森教授指导下，通过实验认为肝阳上亢或兼痰火内扰的患者，其血压高峰在下午四时，提示由于病理变化不同而产生不同的情况①，从而使辨证进一步准确。

三、立法准则

“四时之气，各有所在，灸刺之道，得气穴为定”。《难经》更明确地指出：“春夏阳气在上，人气亦在上，故当浅取之，秋冬者阳气在下，人气亦在下，故当深取之”。后世医家主张春夏刺浅，秋冬刺深，其理也本乎此。杨继洲认为“立春巳时、春分未时、立夏辰时、夏至酉时、立秋戌时、立冬亥时、冬至寅时，此乃合四时之正气，全天地之造化，灸无不验。”又认为“春夏

① 王玲玲，等．择时针刺高血压病的即时降压效果观察．华东地区第四届针灸学术交流大会资料．济南，1990年

之人，阳气轻浮，肌肉瘦薄，血气未盛，宜刺之浅，……秋冬则阳气收藏，肌肉肥厚，血气充满，刺之宜深”。四季之转换，针刺深浅亦当随之调节。江苏苏州针灸世家尤怀玉主任医师、尤怀琛副主任医师等在介绍尤氏临床经验的文章上说：“苏南地区气候，一般来说春分至秋分这半年，此时阳气浮，治疗风湿病、体质弱的病人，效果较好，这一时期针灸病人也多；秋分至来年春分，阳气收藏，针效亦略为降低，因之病人亦随之减少。从病人的数量来看，宜于浅刺的病人占多数”①。说明时令寒温，地区南北对针灸均有一定的影响。

四、治疗指南

中医认为气血运行是有一定节律的，因此强调“谨候其时，病可与期，失时反候，百病不治”，具体应用如下。

一是按时辰施治。后人创立了子午流注法、灵龟八法。前者以十二经络肘膝以下的六十六个经穴为基础，根据出井、流荥、注俞、行经、入合的气血流注、盛衰开合的道理，配合阴阳、五行、天干、地支、脏腑等逐日按时开穴的一种取法。吴棹仙著有《子午流注说难》，刊于 1958 年，该书又名《子午流注环周图说难》，吴棹仙曾将此图敬献毛泽东。上卷收集 66 穴及别络 12 穴、下合 3 穴，并分析穴位、证治及针灸法；下卷分述用针补泻寒热升降各种手法。后者灵龟八法是运用古代哲学的九宫八卦学说，结合人体奇经八脉气血的会合，取其与奇经交会相通的八个经穴，按照日时干支的推演数字变化，采用相加、相除的方法而作出的一种取穴法，又名《奇经纳补法》、《奇经纳甲法》，这些方法又逐渐被近代时间医学所应用。上海中医学会 1960 年编写出

① 尤怀玉，等．尤氏针灸经验点滴．江苏中医，1986，(10)

版的《经络学说的理论及其运用》，曹欣荣、詹永康1983年编写出版的《古典时间治疗学》，均对灵龟八法作了介绍。

二是根据《针灸大成》"时上有穴，穴上有时"的观点，到达"刺之效，气至而有效"的目的，通过手法催气、耐心候气、守气，以气至为度，要求我们有扎实的指力功底和"如待贵宾、不知日暮"的精神。在掌握刺激轻重的同时，更要注意刺激时间的短长，如针刺的刺激是轻的，但刺激时间长或连续反复刺激，其刺激量就属于重的，临床不可不察。

三是选择针灸最佳时间。大暑至立秋称作大伏，为全年气温最高季节，阳气极为充沛，又无袒裸受寒之弊，慢性病最宜在此期间针灸。同时在进行针灸治疗时，必须掌握该病的变化规律，把握疾病的本质，才能抓住针灸的最佳时机，发挥针灸最大的效应。如胆石症病人，以中午1～2时、晚上8～9时针灸效果最好；治疗不孕症，在排卵期针灸效果较为理想；失眠、遗尿病人宜在睡前针灸。有关针灸间隔的时间，因病而定，如剧痛或痉挛等急症，古籍上有"日二"、"日再刺"的记载；根据病情也可日三、日四，可早上或晚间进行针灸。

注：本稿引文除署名出处外，均源于《内经》。

耳穴诊疗法的相关认识与研究①

耳穴是耳廓上的一些特定部位，所谓特定即是人体发生病变的时候，在这些相应的部位出现压痛敏感、皮肤特性改变、变

---

① 原文曾参加第二次全国耳穴诊疗研究讨论会，刊于吴江市1998年中医年会《论文汇编》。

形、变色等反应。利用这些反应可作为诊断上的参考，通过刺激这些部位，达到治疗的目的，通称耳穴诊疗法。本文试就国内外一些认识与研究，介绍如下，以飨同道。

一、源流探析

耳穴诊疗法在中国民间流传已有几千年的历史，并散见于各种医书中，比较有系统的记述，首推《内经》，其中有耳与经络、脏腑的关系，望耳诊病、耳穴及刺激耳治疗病的介绍，如《灵枢·五邪篇》有“邪在肝……取耳间青脉以去其掣”等。以后又有发挥，如1888年张振鋆《厘正按摩要术》中载有五脏在耳背相应部位的分布图。说明中国的耳穴法源远流长。

新中国成立后有了新的发展，1956年9月山东省莱西县卫生院在《中级医刊》上首先报道针刺耳轮三穴治疗急性扁桃体炎的经验。曾受过中国针灸技术训练的法国医学博士P·Nogier经六年多时间的研究，于1956年2月首度发表其文章，提出形为胚胎倒影的耳穴图，使耳针系统化。德国针术学会主席Gerhard bachmann博士，在1956年年会时，请其至Wiesbaden作演讲，该方法遂被介绍至德国，并连续刊于德国《针术杂志》（一译《针砭》杂志）1957年3～8月号，引起世界各国学者的重视。我国由叶肖麟摘译刊于1958年12月《上海中医药杂志》针灸专刊号，并配有耳穴分布图谱，引起我国医务人员的重视。1959年以来我国上海第一人民医院等医疗单位都先后开展耳穴诊疗法的应用与研究。徐州医学院附属医院1961年4月在《江苏中医杂志》上报道耳针治疗慢性肾变性期以及耳针在耳鼻咽喉科应用的两篇文章也为早期成果。

二、理论基础

中医耳穴理论的基础是从整体观念出发，以经络脏象学说为指导。《内经》认为十二经络和所属三百六十五个穴位，它们的血气都上行渗灌于头部的五官、七窍及脑髓，其中别行的血气并注于耳部。元代罗天益《卫生宝鉴》说："五脏六腑，十二经脉有络于耳者"，更说明耳和全身是一个统一的、不可分割的整体，为运用耳穴作为诊断和治疗提供了依据，并在此基础上逐步完善。

另一种耳穴理论，即法国的 P. Nogier，在研究中国传统理论的基础上又有了新的见解。中外两种耳穴理论的穴位与人体相关部位的对应关系均呈倒置胎儿状。肌肉、骨骼、内脏、内分泌腺、周围和中枢神经系统的穴位是基本相同的。下背、腿、心、肾、脾、肾上腺及部分神经系统是不同的。因为法国耳穴模式是以解剖学、生理学为基础的。但是中国的耳穴图影响最大，在世界上传布最为广泛，目前已在近百个国家中应用。

三、临床应用

耳穴用于诊断疾病，古籍中也有记载，如《灵枢·师传篇》有"视耳好恶"以诊查肾脏的描述。华佗《中藏经》有利用耳廓的望诊来判断疾病预后的经验。历代应用耳廓穴位治疗疾病的方法也是相当丰富。如唐代《千金方》取耳中孔上横梁针灸之，治马黄黄疸、寒暑疫毒等病；《卫生宝鉴》灸耳后青丝脉治疗小儿惊痫；《针灸大成》灸耳尖穴治眼生翳膜。民间还有针挑耳后治疗烂喉痧，针刺耳垂治疗红眼，可见我国利用耳穴诊疗历史是悠久的。目前，刺激耳穴法，已从单纯针刺发展为埋针、电针、药物离子透入、药物注射、穴位封闭、水针、温针、挑针、放血、灸法、空气吹振法，耳穴按摩、指捏以及耳压等十余种。由于操作简便、见效迅速、副作用少等优点，已广泛应用于内、外、妇、儿、五官各科，单独或配合其他方法治疗一些疾病。

利用耳穴针刺治病，必须强调严密消毒，若消毒不严，易致耳廓皮肤发生感染，严重时可波及软骨，不易恢复。如有感染应及时处理，抗炎治疗，不可粗心大意。

四、实验研究

国内外对于耳穴的实验研究不断有新的进展，主要有下列几个方面。

一、耳廓的解剖和耳穴形态学的研究，对耳廓的外形结构、血管神经分布、淋巴回流、耳肌及感受器等进行分析研究，为耳穴诊疗法提供形态学基础。

二、耳穴与脏腑体表相关性的研究，是以刺激耳穴观察脏腑及体表的反应、脏腑及体表病变时观察耳穴上的反应等两方面进行，通过各种手段，包括耳穴治疗，动物实验等，企图证明耳穴与人体脏腑及体表在病理反应上的规律。

三、耳穴与脏腑体表联系途径的研究，主要从经络感传及神经、体液两方面着手。传统理论和现代实验、临床报告都支持着耳穴和身体各部位有一定的关联性。

四、耳穴诊疗及原理的研究，近年来利用耳廓诊测临床疾病已被报告在骨骼肌肉疼痛及冠状动脉疾患有用。耳压法治疗胆石症证明有效。同时证明耳穴疗法有止痛、消炎、抗风湿等作用。实验还证明耳针可用于改善成瘾性药品的戒断证候群，帮助戒烟和控制体重。耳针通电刺激还可用于某些外科手术和检查项目。

耳穴诊病，已从简单的直接观察法、压痛点探查法，发展为电子仪器测定法、耳廓染色法、日光反射耳穴法、耳穴穿刺细胞学法以及其他观察法。在基础医学方面，最近生理研究证明耳廓上施予电针可引发脑内啡和 ACTH 的释放。

随着时间的推移、研究的深入，耳穴诊疗法还会不断发展。

东垣脾胃学说与针灸应用①

脾胃学说最早见于《内经》，认为脾胃是水谷之海，气血生化之源，脏腑经络之根，是人体赖以生存的重要脏腑，故有“后天之本”之称。汉代张仲景、唐代孙思邈等对脾胃学说都有重要的发挥。但它的形成，则归功于金元四大家之一的李东垣，后人称他为“补土派”、“脾胃派”。李氏对《内经》、《难经》有较深的研究，又接受了张元素“师古方、裁新方”的革新思想和“养胃气”的家法，加之他行医之际，正值金元战乱，中原扰攘，人民或困守危城，惊惶忧惧；或转涉流离，饥饱劳役，致使脾胃衰残，元气下陷，而内伤致病。时医不明，以外感法治内伤，祸害无穷。东垣为补偏救弊，其立论以“脾胃”为重点，处方用药以“风燥升提以举陷”为多数，此乃“随病立论制方”之灵活应用，当时治病每获良效。

脾胃生理功能主要有：一是主生化，二是主统血，三是主肌肉，与气，血、湿、痰、食、饮等致病因素有着一定的因果关系。脾与胃相互络属，构成表里，二者关系密切。脾与肺、肝、心、肾四脏亦相互影响。脾胃的病证，大致有：脾气虚弱、脾阳不振，脾气下陷、脾不统血，寒湿困脾，湿热伤脾、脾胃湿热、脾胃虚寒、心脾两虚、肝脾不足、肺脾同病。李氏认为：“元气

① 原文刊于《吴中医学研究》1993 年第 2 期。

之充足，皆由脾胃之气无所伤，而后能滋养元气，”“脾胃之气既伤，而元气亦不能充，而诸病之所由生也。”李氏又提出“阴火”是脾胃气衰、元气不足，所产生之病理性邪火，此邪火愈炽盛，则元气愈耗损。针对此病机、创立了“补脾胃、举元气与降阴火”的一整套治疗法则，指出“善治病者，惟在调和脾胃”、“治脾胃以安五脏”。

东垣重视“元气”，认为元气是健康之本。先天之精气化生，须赖后天脾胃运化水谷之精气得以滋养。所以脾胃强弱，关系元气之盛衰，元气之盛衰，又是健康关键之所系。日本安藤鹤太郎称脾胃“消化器之动势，即是健康之晴雨计”，与中医观念是一脉相承的。

近人研究证实，《脾胃论》所称之“脾胃”，是属于广义之综合功能系统，除指消化系统外，还包括内分泌、植物神经、代谢、血液以及免疫等方面。《脾胃论》所指的病理变化，也并非单纯的消化系统，还涵盖其他系统在内。这些都可以从《脾胃论》的内容和开列的药物与方剂来证实它们具有多种功能的药理作用，能治疗多种疾病。后世有“外感宗仲景，内伤宗东垣”之说。

研究结果还证明，中医所谓之正气，是具有免疫系统之正常功能，与脾、肺、肾关系十分密切。肾为“先天之本”、“肾生骨髓”，免疫细胞之生成来源于骨髓，故肾居免疫之首要地位。脾为“后天之本”、“生化之源”，故脾仅次于肾。肺主皮毛，敷布卫气，以御外邪，故又次之。在免疫药物探讨中，还发现《脾胃论》之扶正药，包括补气药、补血药、补阳药及补阴药，多可提高免疫功能；祛邪药包括祛风药、除湿药、清热药、活血化瘀药及毒性攻坚药，多有抑制过度的免疫反应，病邪去除后，机体的免疫功能也随之恢复正常，即中医所谓“邪却正自安”的意思。通过研究证实虚证病人的免疫功能偏低，而实证病人则未见明显受损，并有偏高的表现。为中医治疗机理提供了某些现代依据。

李东垣的《脾胃论》与《内外伤辨惑论》对后世影响颇大，清代叶天士发展了东垣学说，创立了养胃阴之法，使之更为完善。

同样，东垣对于针灸医学之影响也颇为深远。他在《脾胃论》中说："饮食失节，又劳役形质，阴火乘于坤土之中，致谷气、营气、清气、胃气、元气不能升滋于六腑阳气，是五阳之气先绝于外，……劳役饮食不节继之，则元气乃伤，当从胃合三里穴中，推而扬之，以伸元气。……若元气愈不足，治在腹上诸腑之募穴。若传在五脏，为九窍不通，随各窍之病，治其各脏之募穴于腹。……凡治腹之募，皆为元气不足，从阴引阳。"他在所著《内外伤辨惑论》中又说："若病人形气不足，病来潮作之时，病气亦不足，此乃阴阳俱不足也。……不灸弗已，脐下一寸五分气海穴是也"。东垣一再强调脾胃是后天之本，"内伤脾胃，百病由生"，治疗上必须顾护"脾胃"。

明代针灸大师杨继洲涉猎百家，尤服膺东垣学说，专列东垣针法。杨氏在他所著的《针灸大成》中指出："凡治疾，必须先扶植脾胃，诚不刊之妙典，……万物从土而归出，补肾又不若补脾"。笔者对于老、弱、久病患者，也特别注重治理脾胃、培补元气，以期收到事半功倍之效果。

针灸异常情形的处理与预防①

针灸治病，总的说来是比较安全的，没有什么不良反应。但如果医生缺乏责任心或技术操作不够熟练，或辨证、辨病不够准

① 原稿摘自拙著《针灸易学讲义》。

确，也会造成一些差错，甚至医疗事故。针灸能治病救人，亦能使人致残、丧命，确实要引起警惕。

一、晕针

晕针，在进针时或进针后病人发生昏厥，是由末梢循环衰竭而引起的。

晕针大多由于体位不当，不是采取卧位针刺的情况下发生较多。或是初诊病人对针刺恐惧，进针时精神受到刺激，或久病体弱，或医生取穴太多，手法刺激太重而形成的。

晕针时，患者首先出现头昏、心慌、不安、恶心、呕吐、出冷汗、面色苍白。严重的昏倒、不省人事、二便失禁，脉象细小不规律，呼吸浅表缓慢，血压下降等。

为防止晕针的发生，特别对初诊病人要仔细检查、明确诊断，全面分析病情、体质、神态以及针刺反应的耐受能力，取穴宜少，手法宜轻渐重。同时尽量采取卧位，向病人多加解释，消除不必要的疑虑。进针时医生必须全神贯注，进针后随时询问病人的感觉，观察病人的动态，发现有晕针先兆的，急速将针取出，扶持病人上床平躺，头部略低，注意保暖，饮几口热开水，一般都可自行恢复。稍重者，可用指甲掐人中，或刺人中、十宣、足三里、内关等穴，严重者应及时配合其他方法，采取抢救措施。凡晕针病人清醒后，必须休息半小时或一小时后，才可离开科室，严重者须较长时间休息。饥饿、疲劳的病人容易晕针，应劝其进食、体力恢复后再行针刺。

还有极少数病人，在针刺结束后发生昏厥，称为“迟缓性晕针”，对体质较弱的尤须注意，针刺后不宜马上离开科室，要休息片刻再走。

二、弯针

弯针现象，针柄多改变原位，捻运不便，病人有痛的感觉。造成弯针的原因，一是由于医生进针用力过猛或指力不匀，或针下碰到坚硬处而折弯；二是由于留针时间过长，病人不能耐受，改变了原来的体位；三是留针时被其他东西碰到了针灸针。

遇到弯针，切忌紧张、急躁猛抽。如体位改变的，先予矫正，再试退针。针身弯曲角度较小的，可以慢慢退出，不可捻运。弯曲角度较大的，先轻轻摇动，顺着针柄倾斜的方向慢慢退针。弯曲过多的，可观察针柄扭转倾斜的方向，逐步分段退出。

三、滞针

进针后，有不能捻转提插的现象称为滞针。一是由于病人紧张致使局部肌肉痉挛而引起的。应留针片刻，或用手指循按邻近部位，或在邻近穴位浅刺一针，使局部恢复常态后，旋捻退针。二是由于医生手法不当，或留针过程中改变体位，致使针身弯曲滞针。应嘱患者肌肉放松，并轻按局部，慢慢顺势将针退出。如体位改变者，则应先恢复原来位置后再缓缓出针。

四、折针

折针的现象极为少见。大多由于医生疏忽检查，针身有剥蚀瘢痕没有及时发现，或针灸针本身质量不好。或医生针刺手法过重、过猛，用力不匀。或病人体位移动、肌肉强力收缩。或遇弯针、滞针，医生强力起针。或因外物碰压等，均有可能造成针身折断。

发现针身折断，医生应沉着镇静，嘱患者不要紧张，不能随意变换体位。如针身没有全部进入皮肤，医生可用手指或镊子取出。如无法取出时，应请外科医生手术取出。

针对针折断的原因，针刺前务必检查针具。针刺时切忌将针身全部进入体内，至少有半厘米露出体表，以防万一。如遇捻转提插时肌肉突然紧张收缩，即应停止操作，待松弛后再可施行手法。还有，病人针灸时的体位要安排舒适，叮嘱针刺时不可移动体位，或剧烈咳嗽。

五、刺脏腑、血管、神经干所在

《素问》刺禁论叙述最详，如“刺缺盆中，内陷、气泄、令人喘咳逆”，系指缺盆穴；“刺膺中陷中肺，为喘逆、仰息”，系指中府、云门穴；“刺腋下胁间，内陷，令人咳”，系指渊液、天池穴；“刺中心，一日死”，系指心俞穴；“刺头，中脑户，入脑立死”，系指脑户穴；“刺脊间，中髓、为伛”，系指脊中诸穴。这些部位相当于心、肺等内脏和脑脊髓的所在，均需慎刺。

如：胸背部及锁骨附近针刺过深，会刺伤肺脏，使空气进入胸腔，发生外伤性气胸。此时病人突然感到胸痛、胸闷，甚则有呼吸困难、发绀、出汗，出现虚脱、血压下降等休克现象。X线胸透检查，可明确诊断。轻者可采取半卧位休息，有咳嗽的给予镇咳药，少量气体能自行吸收，但要严密观察。如发现呼吸困难，有发绀、休克等现象，应立即抢救，急诊处理。又如：项部的哑门、风府以及风池，颈1～2夹脊等穴进行针刺，如果方向、角度和深度不当，均可误伤延脑，引起严重后果。在背部第一腰椎以上棘突间的穴位一旦针刺过深，可以刺中脊髓，出现触电样感觉向肢端放射，刺激过量也会发生后遗症。

“刺气街中脉，血不出为肿”，系指气冲穴。“刺阴股中大脉，血出不止，死”，系指箕门穴。“刺面，中溜脉，不幸为盲”，系指颧髎穴。“刺舌下，中脉太过，血出不止为喑”，系指廉泉穴。总之，血管附近的腧穴，应注意避开血管，特别是腹主动脉、股动脉、颈总动脉等重要血管的穴位，如果刺伤，则可引起出血或血肿压迫症状。轻症加强观察，安静休息，渐能恢复。若针刺后出现头痛、恶心、呕吐等现象，甚则神志昏迷者，应急诊抢救。

时代在进步，医生不但要精于辨因、辨证、辨病施治，更要求熟悉穴位的局部解剖，除应注意脏腑、血管外，对于神经干和神经根部的穴位也要谨慎对待，如出现触电样的针感，不可再反复提插捻转，否则有可能刺伤神经组织，留有后遗症。

对于微量的出血或针孔局部小块青紫，是针刺时刺破小血管所致，一般不加处理会自行消失。如果局部青肿疼痛较为严重，或活动不利者，应及时冷敷止血，血止后用按摩或热敷。在眼部等血管丰富的穴位进行针刺，更应小心。

针刺遇到感染发炎，也应及时处理妥当。

灸疗与拔罐也可遇到与“晕针”类似的情况，分别称为“晕灸”、“晕罐”，有少数也会发生在结束后，与“晕针”一样处理。

瘢痕灸应先征得病人或家属同意。灸疮要注意保护，一旦感染，要作外科处理。

拔罐时应注意防止灼伤皮肤，一旦起泡，小的可不处理，但应防擦破，大的可用消毒针具刺破，流出液体，涂上龙胆紫药水，慎防感染。拔罐不宜过多，排列更不宜太近，吸力也不宜太猛，病人感到牵拉疼痛，不能忍受时，应提前起罐。一般可置10～20分钟。起罐时先用指头压在罐的一边，轻轻一揿，让气体进罐后，罐筒自会脱落，不可硬拔，防止损伤皮肤。

孕妇3个月以内的下腹部及腰髓部禁刺，5个月以上的上腹部及其他凡能引起剧烈感应的四肢穴位和十二井穴及合谷、太冲、三阴交等穴都在禁刺之列。现在提倡计划生育、优生优育，妇女怀孕以后最好不采用针灸。

关于针具问题，当前应提倡一次性无菌针灸针为妥。

中医防治"非典"的探讨[①]

"非典"即传染性非典型肺炎，中文全称为"急性重症呼吸系统综合征"。就其发病特点、症状和传染性，显然属于中医温病中的"温疫"。清代周扬俊说："一人受之则谓之温，一方受之则谓之疫"。

温病一名，首见于《内经》，"民疠温病"、"温病乃作"（《素问·六元正纪大论》），归属于伤寒，"夫热病者皆伤寒之类也。"后汉张仲景在前贤的基础上进一步充实，著有《伤寒杂病论》，成为理、法、方、药具备的一部医学经典。迨至明代吴又可更丰富了温病学说，提出"疠气"是致病因素，传染途径是"自口鼻而入"，不同于外感的六淫，疠气又称戾气，是自然界别有的一种异气。发病急剧、传染性强，故又名疫气。清代叶天士明确指出："温邪上受、首先犯肺，逆传心包，"为温病的诊断、治疗开辟了新的途径，成为一代医学宗师，确非偶然。

温病的共同特点，即是发热、热象较盛。"尺肤热甚，脉盛躁者，病温也"（《灵枢·论疾诊尺》），中医治疗原则："风淫于内，治以辛凉、佐以苦甘"、"热淫于内，治以咸寒，佐以甘苦"、"燥者濡之。"（《素问·至真要大论》）。吴又可《温疫论·应补诸证》中言："今感疫气者，乃天地之毒气，补之则壅裹其毒，邪火愈炽，设误投之，为害尤甚于伤寒，此言其常也。及言其变，

① 原文于2003年4月写成，经国家中医管理局专家审定，入选数据库，研究使用。刊于《江苏中医》2003年专刊。

则又有应补者，或日久失下，形神几脱，或久病先亏，或先受大劳，或老人枯竭，皆当补泻兼施。”吴氏完善了瘟疫的治法，其功厥伟。总之，中医重视整体观念，以辨证论治为前提，分标本缓急来进行治疗，才不致偾事。

一、方药

1. 银翘散　由连翘、银花、桔梗、薄荷、牛蒡子、竹叶、荆芥穗、生甘草、淡豆豉组成。症见发热、微恶风寒、无汗、或有汗不畅、头痛口渴、咳嗽咽痛，舌尖红、苔薄白或薄黄，脉浮数。张秉成《成方便读》评：“治风温温热，一切四时温邪，病从外来，初起身热而渴，不恶寒，邪全在表者，此吴氏《温病条辨》中之首方。”马有度《医方新解》评：“复方实验证明，本方对流感毒原甲型（PR2），及亚洲甲型（京甲Ⅰ相）在鸡胚中的繁殖有一定的抑制作用。”本方为辛凉平剂，有辛凉透表、清热解毒之功能。

2. 桑菊饮　由桑叶、菊花、杏仁、连翘、薄荷、桔梗、甘草、芦根组成。症见但咳、身不甚热、微渴，苔薄黄，脉浮数。吴鞠通自称：“此辛甘化风，辛凉微苦之方也。盖肺为清虚之脏，微苦则降，辛凉则平，立此方所以避辛温也。”本方有疏风宣肺、清热解毒之功能，宣肺止咳作用尤为突出。

3. 麻杏石甘汤　由麻黄、杏仁、甘草、石膏组成。症见身热不解、有汗或无汗、咳逆气急，甚或鼻煽口渴，舌苔薄白或黄，脉浮滑而数。王泰林《退思集类方歌注》评：“用麻黄是开达肺气，不是发汗之谓，重用石膏急清肺热以存阴，热清喘定。”马有度《医方新解》评本方：“有较强的解热、平喘、止咳效力，并有抗病毒作用。”此剂有辛凉宣泄、清肺平喘之效。

4. 黄连解毒汤　由黄连、栀子、黄芩、黄柏组成。症见大热烦扰、口燥咽干、错语不眠，或吐衄发斑，舌红苔黄，脉数有力。费伯雄《医方论》评："此治实邪实火，表里俱盛之剂，故用黄芩泻肺火，黄连泻心火，黄柏泻肾火，又用栀子，令上焦之热邪委婉而下，三焦通治，药力颇峻。"本方清热凉血、泻火解毒功效较著，对多种细菌、病毒有一定的抑制作用。

5. 清暑益气汤　方出王孟英《温热经纬》。由西洋参、石斛、麦冬、黄连、竹叶、荷梗、知母、甘草、粳米、西瓜翠衣组成。王氏自称"本方清暑益气以为治，但东垣之方，虽有清暑之名，而无清暑之实。"本方虽为清暑热、益元气而设，但温为阳邪，最易伤津劫液，凡温热病尤宜配合生津救液之品，温病以存阴为要务。其中西洋参，《本草从新》认为：此药"苦寒微甘，味厚气薄，补虚降火、生津液、除烦倦，虚而有火者相宜。"张锡纯《医学衷中参西录》称："能补助气分，兼能补益血气，为其性凉而补，凡欲用人参而不受之温补者，皆可以此代之。"综观本方阵容清热解毒作用较为强大，又能增加机体的免疫功能。中医谓："病温，虚甚者，死。"本方确是扶正祛邪之良剂。西洋参宜另煎代茶饮。

6. 犀角地黄汤　由犀角、生地、芍药、丹皮组成。主治热入血分证。吴谦《医宗金鉴·删补名医方论》评本方："治热伤吐衄、便血、妇人血崩、赤淋"，"热伤，以清热为主。热伤阳络则吐衄，热伤阴络则下血。""若心火独盛则加黄芩、黄连以泻热，血瘀胸痛则加大黄、桃仁以逐瘀。"方中犀角性味苦酸咸寒，入心、肝、胃经，是清热泻火、凉血止血、清心安神、解毒定惊之要药。综合全方有清热解毒、凉血散瘀的作用。清热之中兼养阴、凉血之中兼散瘀。似有缓和机体对病原体的反应，增加免疫功能，可用于急性传染病或其他急性发热病的危重阶段。以犀角为君的神犀丹也有相似的作用。

7. 羚羊钩藤汤　由羚羊角、钩藤、桑叶、川贝母、竹茹、生地、菊花、白芍、茯神、甘草组成。热盛动风为本方主治。秦伯未《谦斋医学讲稿》评此方："原为邪热传入厥阴，神昏搐搦而设，因热极伤阴，风动痰生，心神不安，筋脉拘急，故用羚羊、钩藤、桑叶、菊花凉肝熄风为主，佐以生地、白芍、甘草甘酸化阴、滋阴缓急、川贝、竹茹、茯神化痰通络、清心安神。"方中羚羊角性味咸寒，入肝、心、肺经，有平肝息风之效，更有与犀角相似的清热解毒作用。王孟英以羚羊角同犀角配入白虎汤，治疗温热病壮热谵语、发斑等症。因此羚羊钩藤汤具有较强的解热、抑菌、解毒、抗炎及抗惊厥的效果。羚羊角片宜另煎代茶饮。

中药方剂治疗温热病者不胜枚举，加减应用之法，贵在临床辨证精确。笔者认为可加重药量，或上午一方，下午另一方，随证而定。

二、针灸

1. 方法　严格消毒，应用一次性针灸针。隔姜灸，每克纯艾绒内含麝香 0.005 克，李时珍谓麝香有通诸窍、开经络之功能；内服有治温热病神昏、痉厥的记载。

2. 穴位

（1）少商　三棱针点刺出血，以泄脏热。皇甫谧《针灸甲乙经》评："手太阴之脉所出也，为井。肺出少商，少商者木也。主热病象疟，……肺胀上气。"张介宾《类经图翼》称："泄诸脏之热。"吴昆《医方考》称："盖喉咙者，肺之系，所针之处，乃少商也，为肺之井穴，故出血则愈。"《乾坤生意》评："此为十井穴，……急以三棱针刺此穴及少冲、中冲、关冲、少泽、商阳，使血气流行，乃起死回生急救之妙穴。"林昭庚《新针灸大成》称：是"镇静的常用穴，"可治"血热或肺热。"

（2）四关　由合谷、太冲二穴组成。旨在开通四关，导邪外泄。

合谷穴，《难经》言："大肠之原出于合谷。"《素问·三部九候论》曰："中部地，手阳明也，以候胸中之气。王冰注，合谷之分，动脉应于手也。"王焘《外台秘要》称："伤寒汗不出，刺合谷。"《景岳全书》称可治"阳明热郁。"

太冲穴，《灵枢·九针十二原》："阴中之少阳肝也，其原出于太冲。"《素问·三部九候论》言："下部天，足厥阴以候肝。"孙思邈《千金方》称：针灸随便，可治"温疫毒。"杨继洲《针灸大成》称：可治"瘟疫"。

(3) 足三里，针刺为主，酌用灸法。《针灸甲乙经》曰："足阳明脉之所入也，为合。"《针灸大成》引秦承祖云："诸病皆治。"华佗《中藏经》称："胃气壮，五脏六腑皆壮也。"针灸足三里，乃是治本之举。《素问·刺法论》谓"正气存内，邪不可干。"正气似指机体本身免疫系统之正常功能。

治疗温热病的穴位很多。"取穴多寡，随气盛衰，以为痏数。"针灸刺激量可适当增加。针灸次数，每日1次或每日2次，随证而定。

三、预防

《素问·四气调神大论》提出："不治已病，治未病，"见微知过。吴又可针对戾气客邪的特点，在逐邪的原则下，反复强调"贵乎早逐"。力求做到早发现、早诊断、早隔离、早治疗，病人不至危殆，又可杜绝滋蔓之祸。

1. 中药预防　清代喻嘉言说："未病前预饮芳香正气药，则邪不能入，此为上也"。

2. 针灸预防　谚语"若要安，(足)三里常不干。"现在大多用指压代替针灸，以酸胀为度。又法：两侧少商穴相互摩擦，待有热感后，再以少商穴按摩同侧迎香穴。二法可同时进行。

3. 烟熏预防　唐代王焘已知温疫是可以相互染易的，以太乙流金散，用烟熏之法达到辟温（瘟）气。药用：雄黄、雌黄、矾石、鬼箭羽、羚羊角。

“邪之所凑，其气必虚。”中医更注重自身的养生之道。“虚邪贼风，避之有时”、“精神内守，病安从来”、“心安而不惧，形劳而不倦。”这些均足以说明平时要讲究卫生，加强体育锻炼，注意劳逸结合。一旦疫情发，更强调个人防护，保持稳定的情绪。并应合理营养，“阴之所生，本在五味，阴之五宫，伤在五味，”饮食有节，“谨和五味，”也是防病的重要环节。

四、结语

“非典”猖狂流行，深感不安，为此潜心探讨，集成本文，录奉参考。限于水平、时间，自知谬误难免，恳请海内外专家同仁批评指教。笔者坚信在党和政府的正确领导和高度重视下，群策群力、中西医结合，不久必将战胜“非典”。

中编　辨证施治

中　暑

中暑中医亦称暍病、中热，是由于长时间处在烈日之下，或高热和热辐射的环境中，并因体弱或过度疲劳而致。轻症俗称“发痧”。现代医学有热射病、热痉挛、日射病等区别。

【审因】

中暑是由感受暑热或暑湿秽浊之气，致暑热郁蒸，正气耗伤，甚则清窍被蒙，经络之气厥逆不通，因而出现神昏痉厥。如果津气耗散过甚，往往易致虚脱。

【辨证】

暑湿犯表：头昏头痛，身热，汗出不畅，胸闷，恶心呕吐，口渴，全身疲乏和酸痛，舌苔白腻，脉象濡数。

暑热蒙心：暑邪炽盛，由表入里，侵犯心包。见高热无汗，面红目赤，口干唇燥，渴而多饮，烦躁不安，神志不清或猝然昏迷。热极生风，可有抽搐等。舌红少津、苔黄，脉象洪数。

【施治】

暑湿犯表：以清暑、化湿、解表为主。取大椎、曲池、合谷、内关、中脘、足三里、太冲。

暑热蒙心：以清热、解暑、开窍为主。取水沟、百会、内关、劳宫、十宣、委中、曲泽。

【预防】

预防中暑要采取综合措施。一要加强通风和降温设备。二要合理安排劳动，高温期间实行工间休息制度。三要注意个人防护，在烈日下工作时间不宜过久。四要及时补充水分或0.9%盐开水，或选用中药青蒿、藿香、荷叶、薄荷、绿豆、乌梅作为清凉饮料（酸性饮料不可盛放于涂锌容器中，以免中毒）。

【体会】

由于工作条件改善，中暑重症已很少见，但在气温骤升及温度亦高时，也可发生，尤其是产妇、老、弱、病患等人，应引起注意。针灸对一般中暑疗效满意。暑热犯表，取大椎，此穴为督脉与诸阳经之会，配合谷、曲池清暑以解表，中脘、内关、足三里宽胸、和胃、化湿、止呕，太冲为足厥阴之原穴，其支脉从肝别贯膈，加强降逆作用。轻度中暑，针刺后可在上背部适当拔罐。暑热蒙心取水沟、百会醒脑，劳宫清心，十宣为阴阳经脉脉气交通之处，点刺出血能开窍苏厥，委中为足太阳之合“血之郄”，曲泽为手厥阴之合，点刺出血，以泄暑热，内关为宽胸除烦而用。热盛加陷谷、曲池，以清泄阳明热邪，口渴刺金津、玉液出血，清热生津。重症昏迷刺劳宫、涌泉，均为清心苏厥；汗出脉绝隔盐灸神阙，以求回阳固脱。

中暑病人治疗应密切关注病情变化，如面色苍白，出汗，呼吸浅促，血压下降，体温不高，烦躁，甚则神昏，舌质红，脉细数无力者，中医称为气阴两脱。现代医学属重症中暑，周围循环衰竭型，应由中西医综合抢救。

【附录】

针灸成方举例

《内科内册》上海第二医学院：合谷、太冲、大椎、风池、足三里，中刺激。

《针灸经穴图考》：中暑，委中出血。

《医学纲要》：中暑，针中脘、鸠尾。

《针灸大成》：中暑，水分、百劳（大椎）、大陵、委中。

中药助治参考

暑湿犯表：选用青蒿、连翘、藿香、佩兰各10克，荷叶1角，益元散12克（包），西瓜皮30克。无汗加香薷，恶心呕吐加竹茹、陈皮。（按：所列均为煎剂，每日一剂，分2次服。下同）

暑热蒙心：选用生石膏30克，知母10克，生甘草5克，青蒿、银花、生地、玄参、竹叶心各10克，芦根、西瓜皮各30克。万氏牛黄清心丸1粒（另化冲）。津伤较甚，舌红而干，加沙参、麦冬。热极生风，四肢抽搐加钩藤、菊花，另用紫血丹1.5克，化服。

疟 疾

疟疾俗称“打摆子”、“寒热病”，是为感染疟原虫所致的传染病。多发于夏秋季节。

【审因】

感受疟邪，《内经》亦称“疟气”，兼有风寒暑湿疫疠之邪，蕴伏半表半里，致营卫失和，阴阳相搏而成。

【辨证】

先发振寒，继以高热，汗出后渐见身凉热退。发热时，又头痛、呕吐、烦渴、胃呆、骨节酸痛、腰酸背痛，舌苔白腻，脉弦紧或滑数。有一日一发的，有二日一发的，有三日一发的。但也有发作不规则的，多属恶性疟疾，病情险恶。若疟邪内陷，可出现持续高热、汗出、神昏、痉厥等危重症状。久疟不愈，致血瘀痰凝，胁下成块者则称之为“疟母”。

【施治】

邪伏少阳（正疟）：以和解截疟为主。取大椎、陶道、间使、后溪。

热毒炽盛（疫疟）：以清热解毒、辟秽化浊为主。取大椎、曲池、合谷、十宣、内关、三阴交、水沟。

【预防】

结合爱国卫生运动，开展卫生宣教，全面防蚊、灭蚊，积极控制传染源。

【体会】

一般疟疾可用针刺治疗，并须在发作前2小时左右针刺。邪伏少阳用大椎、陶道，此二穴均属督脉，能疏导一身之阳，为截疟主穴；后溪为手太阳经穴，能宣发太阳与督脉之邪外出；间使、手厥阴之经与少阳相为表里，能疏泄三焦、和解少阳，《肘后歌》、《胜玉歌》、《通玄指要赋》均言间使治疟。热毒炽盛，用大椎配曲池、合谷重在泄热，水沟、十宣，开窍醒脑，内关清心，三阴交为回阳九针之穴，暴亡诸阳欲脱者，急宜取之。头痛加太阳、风池，呕吐加内关、公孙为随症取穴。疟母宜灸脏之会、脾之募章门穴与特效穴痞根。

通过针刺，症状未能控制者，应配合药物治疗。恶性疟疾必须采取中西医综合治疗，不可贻误病机。

【附录】

针灸成方举例

《玉龙歌》：间使治疟疾。

《肘后歌》：疟疾，间使透支沟，大椎灸七壮，金门刺七分。寒多热少取复溜，热多寒少用间使。

《采艾编翼》：疟疾，先后溪，此穴截冷；间使，此穴截热；大椎总领。

《中国针灸学》：大椎（或陶道）、间使、后溪、复溜，中刺激。

中药助治参考

邪伏少阳：选用柴胡、黄芩、常山、法半夏、槟榔各10克，乌梅5克。热重寒轻去法半夏、槟榔，加生石膏、知母；津伤、舌质干红，再加北沙参、天花粉。寒重热轻加桂枝、生姜。湿重，苔腻、胸闷、腹胀加草果、厚朴、苍术、藿香。

热毒炽盛：选用柴胡10克，青蒿15克，常山10克，益元散12克（包），黄连5克，知母、法半夏各10克。热盛去法半夏，加生石膏。阴伤，舌干少津加生地、麦冬、玄参、芦根。高热，神昏、痉厥，另服至宝丹1粒，或紫雪丹1.5克化服。湿浊偏重，寒甚、汗少、胸闷、苔白腻，去知母，加藿香、佩兰、草果；呕恶加玉枢丹0.6克化服；嗜睡、神昏加石菖蒲，郁金，另用苏合香丸1粒化服。

感　冒

感冒俗称“伤风”，是由病毒或细菌感染引起的上呼吸道炎症。四季都能发病，尤以冬春两季气候骤变时较为多见。流行广泛，病情严重者，称为时行疠气，即今之流行性感冒。

【审因】

本病是由外感风邪所致。多由体质较弱，或起居不慎，寒暖失调，过度疲劳等因素，致使人体卫气不固，风邪乘虚侵袭肺卫而发病。根据病情表现有风寒、风热之分。风热侵袭，常易传变，风寒日久也可化热。

【辨证】

风寒：恶寒重，发热轻，无汗，头痛，肢体酸痛，鼻塞流涕，声重，喉痒咳嗽，痰白质稀，苔薄白而润，脉象浮紧。

风热：发热重，微恶风寒，咽红肿痛，咳嗽痰黄，肢体酸楚，有汗，苔白而燥或薄黄，脉象浮数。

暑湿：夏令感冒，每多挟暑、挟湿。表现为发热、有汗不解，头身困重，心烦，胸闷，呕恶，小便短黄，舌苔黄腻，脉象濡数。

【施治】

风寒：以辛温解表、宣肺散寒为主。取列缺、风门（灸）、风池，外关、合谷。

风热：以辛凉解表、宣肺清热为主。取大椎、曲池、肺俞、风池、外关、合谷。

暑湿：以解表清暑、和中化湿为主。取合谷、支沟、中脘、足三里、阴陵泉，三阴交。

头痛加印堂、太阳，鼻塞加迎香，咽喉肿痛加鱼际，发热重加大椎，咳嗽咯痰不畅加天突、丰隆，恶心呕吐加中脘、足三里，项背酸痛加大椎，风门、肺俞等处拔罐。

【预防】

加强体育锻炼，增强防御外邪的能力。注意气候变化，及时增减衣服。流行感冒应及时隔离，早期治疗。平时用手按摩迎香、合谷，每日早晚各一次，每次二三分钟。流行期间，可用艾条灸足三里，每日上下午各一次，每次三五分钟，以不发泡为宜。贯众 15 克，板蓝根 20 克，水煎服，一日二次，连服三日。

【体会】

感冒与某些传染病早期症状相似，应加以鉴别，儿童患者，尤须注意。针灸治疗感冒有一定效果。风寒外束则肺气失宣，取手太阴络穴列缺宣肺解表，风池为少阳、阳维之会，风门为督脉、太阳之会，合谷为手阳明原穴，三穴配伍同奏通阳达表散寒之功效，外关也为疏风要穴。风热犯表则清肃失司，大椎、曲池用于疏散风热，风池、合谷、外关驱在表之邪，肺俞为清肺止咳。暑湿伤表则肺卫不和，合谷为宣肺解表，中脘、足三里为和中健胃，阴陵泉、三阴交祛暑化湿，支沟有通调三焦利湿之效。头痛加印堂为通利鼻窍以止痛，鼻塞加迎香专为利窍，咽喉肿痛加鱼际，此为“肺之荥”，能泄热泻火利咽，发热加大椎是为退热，咳嗽、咯痰不爽加天突、丰隆，此二穴为化痰经验之穴，恶心、呕吐加中脘、足三里是和胃降逆。项背酸痛在大椎、风门、肺俞等处拔罐，以祛在表之邪，兼顾局部酸痛。在治疗期间，对于并发症应引起重视，及时处理。

【附录】

针灸成方举例

《玉龙歌》：咳嗽，肺俞；痰多，丰隆。

《通玄指要赋》：伤风项急，风府。

《针灸大全》：伤风面赤、发热头痛，列缺、通里、曲池、绝骨、合谷。

《新针灸学》：风池、风府、大椎、瞳子髎、曲池、足三里、支沟、内庭、附分、魄户、新建。

中药助治参考

风寒：选用荆芥10克，防风10克，苏叶10克，羌活6克，豆豉10克，葱白头3个，生姜3片。

风热：选用银花12克，连翘10克，桑叶10克，菊花10克，牛蒡子10克，豆豉10克，山栀10克，薄荷3克。

暑湿：选用香薷6克，藿香10克，佩兰10克，扁豆花12克，银花10克，连翘10克，六一散12克（包）。

秋季感冒挟燥：选用桑叶10克，杏仁10克，沙参10克，贝母10克，山栀10克，豆豉10克，薄荷6克，桔梗10克，甘草3克。

咳　嗽

咳嗽是一种常见的症状。中医以有声无痰为“咳”，有痰无声为“嗽”，有痰有声为“咳嗽”。急性咳嗽以外感居多，类似急性支气管炎。慢性咳嗽以内伤居多，或由急性失治转化而来，类属慢性支气管炎。咳嗽久延，病情加重，易为肺气肿，脏腑受损，合并喘息等症。

【审因】

外感，六淫（风寒热燥等邪）均能导致咳嗽，其感染途径从口鼻而入，或从皮毛而入，侵犯于肺，致使肺气壅遏，宣肃失司，发为咳嗽。

内伤，七情、劳倦、房事过度，或饮食不当，过食肥厚辛辣，脾胃受伤，致使脾运不健，痰湿内生，上凌于肺；或因情志不畅、肝失条达，气郁化火，木火刑金等，都可引起咳嗽，大多反复发作。

【辨证】

咳嗽辨证，首先区别新病与宿疾。然后分辨六淫种类。外感咳嗽多属新病，常骤然发病，可见肺卫表证，多为邪实。内伤咳嗽多属宿疾，常反复发作，迁延不已，多为正虚邪实。

外感

风寒咳嗽：咳嗽声重有力，咳痰质稀色白，常伴有鼻塞流清涕，恶寒无汗，头痛肢酸，舌质偏淡、苔薄白，脉象浮或浮紧。

风热咳嗽：咳嗽频作不爽，咳痰质稠色黄，口干咽痒，可兼有身热、恶风、头痛、鼻塞流浊涕，舌质偏红、苔薄黄，脉象浮数。

风燥咳嗽：干咳无痰，或痰少黄黏，鼻燥咽痛，或见发热、恶风，舌边尖红、质干少津，脉象浮数。

内伤

肺脏虚损：起病缓慢，干咳少痰，咳声嘶哑，口燥咽干，或兼见痰中带血，午后潮红，盗汗，五心烦热，舌质红，脉象细数。

痰湿阻肺：咳嗽重浊，痰多色白易咳出，且有痰出即咳止的特点，常伴有饮食减少，胸脘胀闷，或呕恶面浮，舌苔白腻，脉象濡滑。

肝火犯肺：咳嗽气逆阵作，咳时面赤牵引胸胁疼痛，痰少质黏难咯，舌质红、苔薄黄、少津，脉象弦数。

【施治】

风寒咳嗽：以疏风散寒、宣肺化痰为主。取风门（灸）、肺俞（灸）、列缺、合谷。

风热咳嗽：以疏风散热、宣肺止咳为主。取大椎、曲池、尺泽、肺俞。

风燥咳嗽：以疏风宣肺、润燥止咳为主。取肺俞、列缺、照海、太溪。

肺脏虚损：以养阴清肺、化痰止咳为主。取大椎、肺俞、气海、足三里、中府。

痰湿阻肺：以燥湿运脾、化痰止咳为主。取肺俞、脾俞、太渊、丰隆、章门。

肝火犯肺：以清肝泻火、润肺化痰为主。取肺俞、尺泽、阳陵泉、太冲、期门。

头痛加风池、上星，咽喉疼痛加少商，气喘加定喘，胸脘胀闷加内关、中脘。外感引起的咳嗽可在肺俞、大椎、膏肓俞等处拔罐。

【预防】

锻炼身体，增强抗病能力。注意保暖，预防感冒。禁止吸烟，忌食辛辣油腻等物。

【体会】

针灸对咳嗽有一定效果。中医认为“五脏六腑皆令人咳，非独肺也”。但咳嗽以肺系病为常见，肺俞为必取之穴，直达病所。风寒用风门疏散风邪，列缺、合谷化痰止咳，温灸以祛寒，（按：

温灸，可用温针法，针刺入后，针柄上绕艾绒点燃之；或艾条灸，每穴 5～10 分钟，或用隔姜灸，姜片，每片约 0.3 公分，上置小艾柱如绿豆大，每次 2～3 壮，得热即止，以不起泡为主，艾条灸、隔姜灸后不宜拔罐；下同）。风热取大椎、曲池疏散风热，尺泽清肺。风燥用照海，该穴为阴跷脉所生，太溪为足少阴原穴，二穴均有润燥利咽之功，列缺以止咳为目的。肺脏虚损选大椎，因该穴为手足三阳与督脉，七脉之会，善治五劳七伤乏力。气海，生气之海、主脏虚气惫、真气不足之病，足三里补益后天、增强抗病能力，中府为肺募，与肺俞为伍，是募俞配穴法，适用于内脏病变。因于痰湿，脾为生痰之源，故用脾之募章门合脾俞，为募俞配穴法，为治本之意，太渊为肺之原，脏腑有病当取原穴，以止咳之用，丰隆涤痰化湿。肝火犯肺，尺泽为肺之合、属水，意在滋水涵木，清肺降逆，期门肝之募，太冲肝之原，阳陵泉肝之合，均为平肝泻火。头痛加风池、上星，祛风止痛，咽喉肿痛加少商，此为肺之井，清热利咽，气喘加定喘，此为止喘之专穴，胸脘胀闷加内关、中脘，宽胸和胃。外感引起的在大椎、肺俞、膏肓俞等穴拔罐，是为疏散在表之风邪。

对于咳嗽日久经治未见效者，应予检查，《内经》有“五脏咳，六腑咳”。《外台秘要》将咳嗽分为十类。故治咳嗽应排除肺与气管的器质性病变，也要虑及喉源性或由其他脏腑病影响而致的咳嗽。

【附录】

针灸成方举例

《针灸聚英》：咳嗽，灸天突、肺俞、肩井、少商、然谷、肝俞、期门、行间、廉泉、扶突，针曲泽、前谷。面赤热咳支沟，多恶足三里。

《资生经》：久嗽宜灸膏肓，次灸肺俞。

《针灸大成》：久嗽不愈，肺俞、足三里、膻中、乳根、风门、缺盆。

《丹溪心法》：咳嗽有痰宜灸天突、肺俞。

中药助治参考

风寒咳嗽：选用麻黄6克，紫苏10克，杏仁10克，前胡10克，桔梗10克，半夏10克，陈皮6克，甘草3克。

风热咳嗽：选用桑叶10克，薄荷6克，菊花10克，连翘10克，前胡10克，牛蒡子10克，杏仁10克，桔梗10克，甘草3克。

风燥咳嗽：选用桑叶10克，杏仁10克，川贝母10克，沙参10克，麦冬10克，枇杷叶（去毛）3片，天花粉10克，甘草3克。

肺脏虚损：选用沙参10克，麦冬10克，玉竹10克，百合10克，川贝母10克，杏仁10克，紫菀10克，枇杷叶（去毛）3片。午后潮热加银柴胡、地骨皮，痰中带血加丹皮、黑山栀、藕节。

痰湿阻肺：选用半夏10克，茯苓10克，陈皮6克，苍术6克，厚朴6克，杏仁10克。痰多色白兼见气促加苏子、白芥子、莱菔子。痰黄质稠加黄芩、瓜蒌皮。

肝火犯肺：选用桑白皮10克，地骨皮10克，黄芩10克，山栀10克，竹茹6克，黛蛤散10克（包），生甘草3克。痰黄难咯加海浮石、浙贝母。火郁伤津加沙参、麦冬、天花粉。

哮　喘

中医认为“哮”以声响言，且多兼喘，通常称为“哮证”；“喘”以气息言，未必兼哮，一般称为“气急”。哮是痰的病变，喘是气的病变，是一种发作性或非发作性疾患。它包括现代医学的支气管哮喘、喘息性慢性支气管炎，阻塞性肺气肿及某些过敏性疾病等。

【审因】

哮喘的病变在肺，但与脾肾有关。其发生原因，有外邪侵袭、痰饮阻肺及肺肾虚损而致。其他如偏嗜过咸、肥甘，或因进食虾蟹鱼腥，或因药物、或嗅入花粉、尘埃等异物，或因情志不畅及劳倦等各种诱因触动而发病。

外邪侵袭：以风寒或风热最为常见，往往诱动痰饮、壅阻气道，肺气失于宣降而发病。

痰饮阻肺：多由饮食不节，伤及脾运，积湿生痰，痰饮上干于肺，肺气贲郁，发为哮喘。

肺肾虚损：久咳伤肺，肺病及肾，致使肺肾两虚。肺主气，肺虚则气无所主，肾主纳气，肾虚则真元不固，气无归根，是故气短喘促，动辄更甚。

中医认为病程迁延日久，不但肺肾两虚，进一步可导致心气或心阳衰弱，因心肺同居胸中，且与肾相关，故肺气、肾阳俱虚，则可病及于心。

【辨证】

哮喘，首先要分清虚实。叶天士说："在肺为实，在肾为虚。"大凡有邪者为实，实喘在肺，声高气粗，唯以呼出为快；无邪者为虚，虚喘在肾，声低气怯，唯以吸入为快。

实证

外邪袭肺：喘促气急，胸闷，兼见表证。若风寒束肺者，痰多清稀色白，伴有寒热无汗，头身疼痛，口不渴，舌苔薄白，脉象浮紧。如风热犯肺者，咯痰黏腻色黄，伴有发热，恶风，汗出，口渴，舌苔薄黄，脉象浮数。

痰饮阻肺：喘咳气促，痰多而粘，咯之不爽，胸闷呕恶，纳呆，舌苔白腻，脉滑。

虚证

肺肾虚损：喘促日久，反复发作，动则喘息更剧。肺虚作喘，常伴语声低微，自汗恶风，或潮热盗汗，舌质淡红，脉象细软；肾虚致喘，表现为呼多吸少，伴有腰膝酸软，面浮足肿，舌质偏淡，脉象沉细。

【施治】

外邪袭肺：风寒型以辛温解表、宣肺平喘为主，取列缺、尺泽、风门（灸）、肺俞（灸）、天突。风热型以清热解表、宣肺平喘为主，取外关、合谷、肺俞、风门、丰隆。

痰饮阻肺：以祛痰降气、利肺平喘为主。取肺俞、天突、气海、丰隆、足三里。

肺肾虚损：以补肺培肾为主。取肺俞、肾俞、脾俞、关元（灸）、气海（灸）、足三里（灸）、膏肓俞（灸）、定喘（灸）。

【预防】

积极锻炼身体，增强自身抗病能力。平时注意保暖，防止因感冒而诱发。禁止吸烟、饮酒，忌食海鱼虾蟹等易致过敏的食物和刺激品，避免接触有刺激性的油烟、气体和灰尘。

【体会】

本病与肺、脾、肾三脏有关。肺主气，肾为气之根，脾为生痰之源，而肺又为贮痰之器，防治上极宜重视。针灸对于单纯性支气管哮喘发作时效果较好。肺俞为宣通肺气，各型哮喘均宜取之。外邪袭肺，风寒取列缺、尺泽宣肺利气平喘，肺俞、风门酌用温灸以祛风寒之邪。风热，外关、合谷、风门均为疏风散热，肺俞、丰隆宣肺化痰平喘。痰饮阻肺，天突、气海利咽降气平喘，丰隆、足三里化痰和中。肺肾虚损，定喘为止喘的经验效穴，肺俞、膏肓俞、肾俞、脾俞、关元、气海、足三里均为治本之意，“阴阳皆虚，火自当之”，用温灸增强疗效。发作时，或有表邪可在大椎、风门、肺俞、肾俞等穴拔罐，标本兼顾。伏令期间，取肺俞、大椎、天突、膻中、足三里、丰隆等穴，采用隔姜灸，每年一二次，连续几年，有较好的效果，也是冬病夏治的一种方法。

哮喘病延日久，并反复发作，不仅能加重肺部支气管、细支气管局部的变态反应，且因长期呼吸道排痰不畅，更易继发感染。久之，可引起肺气肿，最后形成肺源性心脏病，必须采取中西医综合措施，针灸仅可作为辅助治疗，谨慎对待。

【附录】

针灸成方举例

《新针灸学》：天柱、风池、气户、肩外俞、大杼、风门、肺俞、厥阴俞、心俞、附分、膏肓俞、合谷。

《景岳全书》：璇玑、气海、膻中、期门、背中骨节第七椎下穴（至阳），灸三壮，喘气立已。

《古今医统》：喘，中府、膻中、云门、天府、华盖、肺俞、天突、脊中七节下灸一壮。

《全生指迷方》：咳嗽逆倚息喘急鼻张，其人不得仰，咽中作水鸡声，时发时止，……灸肾俞百壮。

中药助治参考

外邪侵袭：①风寒型：麻黄 6 克，桂枝 6 克，杏仁 10 克，半夏 10 克，陈皮 6 克，干姜 3 克，细辛 3 克，前胡 10 克，甘草 3 克；②风热型：麻黄 6 克，石膏 30 克，桑白皮 10 克，杏仁 10 克，连翘 10 克，黄芩 10 克，海蛤壳 30 克。

痰饮阻肺：选用半夏 10 克，陈皮 6 克，茯苓 10 克，苏子 10 克，莱菔子 10 克，白芥子 6 克，杏仁 10 克，川朴 6 克，甘草 3 克。

肺肾虚损：选用沙参 10 克，麦冬 10 克，五味子 6 克，熟地 20 克，山药 20 克，萸肉 10 克，补骨脂 10 克，胡桃肉 10 克，灵磁石 30 克。

头 痛

头痛是病人的一种自觉症状。本节讨论属内科杂病和外感病中以头痛为主要症状的范畴。

现代医学认为多种原因可导致头痛的发生，例如血管性头痛，多因高血压引起；蛛网膜下腔出血，颅内发生炎症，也都有头痛；邻近颅腔的局部器官组织的疾患，如额窦炎、上颌窦炎以及眼、耳、牙齿、咽喉等五官与颈部疾病亦常有头痛的症状。此外偏头痛和神经功能性头痛（包括生理功能性如月经前后、更年期的头痛）等，都是临床常见的。

【审因】

头为诸阳之会，五脏六腑之气血，皆上注于头。故外感、内伤，致使头部清阳之气失于舒展，常会发生头痛。

风邪上犯：外感风寒之邪，寒凝血滞，阻遏经络；或外感风热之邪，火热上炎，侵扰清空，气血逆乱；或外感风湿之邪，蒙蔽清阳，使清阳不升、浊阴不降，均能引起头痛。

肝阳上亢：多为情志抑郁，肝失条达，郁而化火，上犯头部所致。或肝肾阴虚，肝阳上亢，亦可头痛。

气血不足：久病，产后或失血过多者，因气血不足，不能上荣于脑，而致头痛、头晕。

痰浊上蒙：饮食不节或素体肥胖，脾失健运，痰浊内生，上蒙头巅，阻遏清阳所致。

肾虚精亏：素体虚弱，房事过度或遗精滑泄，肾阴内耗致脑髓空虚而为头痛；阴虚及阳，肾阳衰微，清阳不展，也可头痛。

瘀血留阻：跌仆损伤，或头痛日久，以致瘀血留阻，络道不通，病情反复不愈。

【辨证】

风邪上犯：“伤于风者，上先受之”，头痛以风邪所致者最多见。风夹寒邪，头痛多发于吹风遇寒之后，痛连项背，恶风寒，常喜以巾裹头，口不渴，舌薄白，脉浮紧。风夹热邪，头胀且痛如裂，可伴有发热恶风，面红目赤，舌尖红、苔黄，脉浮数。风夹湿邪，头胀沉重，阴天尤苦，肢体酸困，胸闷纳呆，苔白腻，脉濡缓。

肝阳上亢：头痛眩晕，面红，目赤，口苦，烦躁而怒，睡眠不宁，舌苔薄黄，脉弦数。

气血不足：头痛头晕，绵延日久，过劳则甚，面色无华，心悸，气短，神疲乏力，舌质淡，脉细弱。

痰浊上蒙：头痛昏蒙沉重，泛恶痰涎，胸脘痞闷，舌苔白腻，脉弦滑。

肾虚精亏：头脑空痛，眩晕耳鸣，腰膝酸软，遗精，带下，舌红，脉细无力。

瘀血留阻：头痛如锥刺，多固定不移，舌质紫暗，脉沉弦或涩。

【施治】

风邪上犯：风寒以疏风散寒为主，取外关、风池、列缺；风热以疏风散热为主，取支沟、大椎、曲池；风湿以疏风胜湿为主，取风池、阴陵泉、合谷。

肝阳上亢：以平肝潜阳为主。取肝俞、肾俞、丘墟、太冲。

气血不足：以补气益血为主。取关元（灸）、膈俞、足三里（灸）、三阴交、血海。

痰浊上蒙：以化痰祛湿为主。取中脘、脾俞、胃俞、丰隆。

肾虚精亏：以补肾益精为主。取关元（灸）、百会、肾俞（灸）、足三里、三阴交。

瘀血留阻：以活血化瘀通络为主。取合谷、行间。

【预防】

适当锻炼身体，增强抗病能力，改善营养结构，戒烟限酒，节制房事，注意劳逸结合。

【体会】

针灸治疗头痛有较好的效果。风寒外邪，取外关、列缺、风池均为疏散风寒、清利头目。风热外邪，大椎、曲池散热，支沟手少阳之经，相火炽盛宜取之。风湿头痛，风池、合谷为疏风之用，阴陵泉健脾胜湿。肝阳上亢，取肾俞壮水以制火气，丘墟为胆经之原，加上肝俞、太冲均为平肝潜阳而选。气血不足，血会膈俞、血海，李东垣云："……饭食不节，或劳伤形体，或素有气不足，灸太阴脾经中、血海二穴二七壮，"其余关元、足三里、三阴交均有补益之作用。痰浊上蒙，取中脘、胃俞、募俞合用，加之脾俞、丰隆均为化痰祛湿、和胃降逆。肾精亏虚，用关元、肾俞益精固本，加灸效果更佳，百会升阳固脱、补益阳气，足三里、三阴交补益脾胃使之生化有源。瘀血留阻，行间、合谷都有活血化瘀之效。临床头顶痛酌加百会、通天、昆仑、至阴；前头痛加阳白、攒竹、上星、印堂、合谷；后头痛酌加后顶、风池、大杼、昆仑；侧头痛酌加太阳、头维、率角、列缺、中渚。这些多为按经络循行，上下、远近结合的配穴法。

头痛原因很多，首先应明确诊断，若头痛进行性加重，并伴呕吐等症状，需要进一步检查，以免延误病情，不可不慎。

【附录】

针灸成方举例

《神应经》：头风，上星、前顶、百会、阳谷、合谷、关冲、昆仑、侠溪。

《神灸经纶》：偏正头痛，脑空、风池、列缺、太渊、合谷、解溪，上穴均用灸法。

《千金方》：攒竹、承光、肾俞、丝竹空、和髎主风头痛。

《针灸大全》：头顶痛，名曰正头风。外关……上星一穴、百会一穴、脑空一穴、涌泉二穴、合谷二穴。

中药助治参考

风邪

风寒：选用羌活6克，白芷6克，川芎6克，细辛3克，防风10克，荆芥10克，甘草3克。

风热：选用桑叶10克，菊花12克，薄荷6克，连翘10克，藁本10克，石膏20克，生甘草3克。

风湿：选用羌活6克，独活10克，苍术10克，防风10克，蔓荆子10克，川芎6克，甘草3克。

肝阳上亢：选用天麻、钩藤各10克，石决明30克，山栀10克，黄芩6克，白蒺藜10克，桑寄生10克，怀牛膝10克，夜交藤20克。

气血不足：选用党参10克，白术10克，茯苓10克，熟地20克，当归10克，白芍10克，川芎6克，炙甘草3克。

痰浊上蒙：选用制半夏10克，陈皮6克，茯苓10克，白术10克，苍术10克，天麻10克，蔓荆子10克。

肾虚精亏：选用枸杞子10克，菊花10克，熟地20克，萸肉、山药、茯苓、泽泻、丹皮、女贞子各10克。

瘀血留阻：选用当归10克，桃仁10克，红花6克，枳壳12克，赤芍10克，柴胡6克，川芎6克，丹参12克，川牛膝6克。

胸　痛

胸痛，中医又称胸痹，以胸部疼痛为临床主要见证的一类疾患。胸部属上焦，内藏心肺，故胸痛多与心肺两脏的病变密切相关。

胸痛，常可见于现代医学中的心绞痛、干性胸膜炎、胸肋神经痛、肋软骨炎等疾病。

【审因】

胸为清旷之区，是阳气聚居之处，多种原因可致气机失展，胸阳痹阻，不通则痛，故成胸痛。

寒凝气滞：阳虚之体，寒邪侵袭，痹阻胸阳而致。

痰浊阻遏：体肥之人，恣食厚味，痰浊阻遏而致。

心血瘀阻：气滞日久，瘀血内停，络脉运行失畅而致。

气阴两虚：胸痹日久，气阴两虚，气虚则无以行血，阴虚则脉络不利，故有胸闷隐痛。

【辨证】

寒凝气滞：胸痛剧作，且觉胸部阻塞，甚则胸痛彻背，汗出厥冷，舌苔白、脉沉迟。

痰浊阻遏：胸痛，兼见咳嗽、气喘、痰多，舌苔白润、脉滑。

心血瘀阻：胸痛剧烈，多为刺痛，固定不移，舌质暗或边有瘀点，脉涩。

气阴两虚：胸痛隐作，动作更甚，心悸气短，自汗，或口干，少津，小便黄赤，舌苔薄白、或舌红少苔，脉细弱或细数无力。

【施治】

寒凝气滞：以温通胸阳、散寒开痹为主。取膻中、巨阙、内关、大椎、心俞。

痰浊阻遏：以化痰泄浊、通阳宣痹为主。取巨阙、内关、通里、心俞、膈俞、丰隆。

心血瘀阻：以活血化瘀、开胸理气为主。取膻中、巨阙、内关、通里、心俞、膈俞。

气阴两虚：以益气养阴、活血通络为主。取心俞、肺俞、巨阙、内关、阴郄、足三里。

【预防】

工作不宜疲劳过度，避免过度精神紧张，戒烟限酒，不食膏粱厚味。

【体会】

胸痛病因与寒邪、饮食、情志及年迈体虚有关。其病位在心、肺，但与肾、脾、肝都有关系，应结合现代医学检查明确诊断，有些胸痛针灸仅能辅助治疗，必须及时配合中西药物治疗方可。针灸取穴以巨阙为心之募穴与心俞为伍是募俞配穴法，内关是宽胸利气之主穴，膻中气会之穴也是宽胸之局部取穴，各型都可以选用。寒凝气滞加大椎以振奋阳气。痰浊阻遏加取通里，此为手少阴之络，合丰隆、膈俞为通阳泄浊之用。心血瘀阻也加通里、膈俞（血之会），旨在活血化瘀。气阴两虚加肺俞，补肺气以益心阳，阴郄为心之郄穴，能通阳缓急止痛，足三里补益强壮。

针刺胸部穴位宜浅、宜轻。如因虚寒、痰浊引起者，可在膻中及背俞穴加灸或拔罐。

【附录】

针灸成方举例

《针灸集成》：胸痛如刺手卒青，间使、内关、下三里、支沟、太溪、少冲、膈俞七壮。

《千金方》：丰隆、丘墟主胸痛如刺。又、云门、中府、隐白、期门、肺俞、魂门、大陵主胸中痛。

《针灸全书》：胸中刺痛、隐隐不乐，公孙、内关、大陵、彧中。

《神灸经纶》：九种心痛，巨阙、灵道、曲泽、间使、通谷。

中药助治参考

寒凝气滞：选用桂枝 5 克，生姜 3 片，附片 6 克，麻黄 5

克，细辛 3 克，乌头 5 克，炙甘草 3 克。若心阳暴脱，突然胸痛，面青，肢冷，汗出淋漓，脉微欲绝者，急用参附汤（人参、熟附子、姜、枣）回阳救逆，以及西医综合抢救。

痰浊阻遏：选用瓜蒌 12 克，薤白头 10 克，制半夏 10 克，陈皮 6 克，茯苓 12 克，郁金 10 克，苏梗 10 克，丹参 12 克。

心血瘀阻：选用当归 10 克，生地 15 克，桃仁 10 克，红花 6 克，赤芍 12 克，枳壳 10 克，柴胡 6 克，丹参 12 克，失笑散 6 克（包）。

气阴两虚：选用党参、麦冬、阿胶（烊服）、麻仁各 10 克，桂枝 6 克，生地 10 克，丹参 12 克，炙甘草 6 克。

胁痛

胁痛是以胁肋部疼痛为临床主要见证的一类疾患。胁肋为肝之分野，肝脉布于两胁，肝与胆互为表里，故胁痛多与肝胆病变有关。

现代医学认为，胁痛与邻近器官和组织的感染、外伤、异物压迫等有关，如胸腔器官的病症（胸膜炎、主动脉瘤等）、肋骨外伤、肋软骨炎、肋间神经痛等。髓外肿瘤和带状疱疹，也常会引起胁痛。

【审因】

肝位居胁下，具有疏泄功能，胆附于肝，因此，临床上常可肝病及胆，或胆病及肝。

肝郁气滞：情志不遂，或恼怒伤肝，肝气郁结，经脉痹阻而致。

瘀血阻络：多因损伤，气血失常，气滞血瘀，停积脉络而致。

肝胆湿热：湿热蕴结，肝胆失和，络痹气滞而致。

肝阴不足：内伤虚损，或肝胆化火，伤耗阴血，血不养肝，络气失宣而致。

【辨证】

肝郁气滞：胁痛而胀，走窜无定处，每随情志波动而增减，胸闷不舒，善太息，舌苔薄白，脉弦。

瘀血阻络：胁痛如刺，固定不移，入夜尤甚，胁肋部或有积块，舌质紫暗或有瘀斑，脉弦或涩。

肝胆湿热：胁肋胀满，甚则疼痛剧烈，痛引肩背，口苦，纳呆，恶心呕吐，小便色黄，舌苔黄腻，脉弦滑。

肝阴不足：胁肋隐痛，绵绵不止，眩晕，心烦，口干，咽燥，舌质红、少苔，脉弦细而数。

【施治】

肝郁气滞：以疏肝理气为主。取期门、肝俞、行间、内关。

瘀血阻络：以祛瘀通络为主。取大包、膈俞、太冲、三阴交。

肝胆湿热：以清热利湿为主。取支沟、阳陵泉、蠡沟、肝俞、胆俞。

肝阴不足：以养阴柔肝为主。取期门、肝俞、内关、足三里、阳陵泉。

【预防】

调控情绪，节制饮食，避免过劳。

【体会】

针灸对本病有一定疗效，但因致病原因很多，宜仔细检查，注意治疗其原发疾病。如因肝郁气滞，取肝之募期门与肝俞为伍是募俞配穴，与行间重在疏肝，内关通调胸胁气机。瘀血阻络，脾统血，大包为脾之大络，血会膈俞，治“血”之要穴，佐太冲、三阴交达到通络活血的目的。肝胆湿热，取肝经络穴蠡沟，胆经合穴阳陵泉，与肝、胆二俞均有泻肝利胆作用，配合支沟清利湿热、通利二便。肝阴不足，取期门、肝俞为补肝之用，阳陵泉、足少阳穴与足厥阴互表里，养血柔肝，内关，心包之络，主胸胁病，足三里补身健体。

胸胁部穴位进针应注意角度和深浅，避免损伤内脏。如系带状疱疹患者，局部不宜用刺络拔罐法。

【附录】

针灸成方举例

《神应经》：胁痛，阳谷、腕骨、支沟、膈俞、申脉。

《针灸逢源》：胸胁痛，支沟、天井、大陵、期门、三里、章门、丘墟、阳辅、行间。

《针经摘英集》：胸胁痛不可忍，刺足厥阴经，期门二穴，次针章门二穴，脾之募也，……针入六分，可灸七壮至七七壮，次针足厥阴经，行间二穴，足少阳经，丘墟二穴，足少阴经，涌泉二穴。

《中国针灸学》：肋间神经痛，大杼、风门、肺俞、心俞、肝俞、步廊、神藏、尺泽、太渊。中等刺激。

中药助治参考

肝郁气滞：选用柴胡 6 克，香附 10 克，枳壳 10 克，赤芍 10 克，川芎 6 克，金铃子 10 克，延胡索 10 克，甘草 6 克。

瘀血阻络：选用当归 10 克，红花 6 克，桃仁 10 克，山甲片 10 克，丹参 12 克，赤芍 12 克，枳壳 10 克，青皮 6 克，郁金 10 克。

肝胆湿热：选用龙胆草 6 克，山栀 10 克，黄芩 10 克，柴胡 6 克，车前子 10 克，泽泻 10 克，制半夏 10 克，陈皮 6 克。

肝阴不足：选用沙参、麦冬、枸杞子、当归、生地、白芍、金铃子各 10 克，炙甘草 6 克。

腰　痛

腰痛指腰部一侧或两侧或腰脊正中疼痛。腰者肾之府，腰脊内属于肾，与膀胱互为表里，又为冲、任、督、带之要会，外络诸经，腰痛在内多与肾有关，在外与经脉受累有关。

腰痛，常可见于现代医学中的急性腰扭伤、腰肌劳损、肥大性脊柱炎、腰椎间盘脱出症及风湿病、类风湿病等。

【审因】

腰痛原因很多，大致有下列几种。

寒湿腰痛：感受风寒或水湿之邪，阻滞经络，气血运行不畅而致。

肾虚腰痛：房劳伤肾，或产育过多，精气耗散，肾气亏虚不能荣其外府而致。

瘀血腰痛：闪挫跌扑，瘀血滞于经络，不通则痛。

【辨证】

寒湿腰痛：腰部冷痛，或连及下肢，身体沉重，转侧不利，卧后起床反觉不舒，遇阴雨寒冷，发作加剧，舌苔淡白，脉象沉紧。

肾虚腰痛：多发于久病之后或老年体弱之人。腰部酸痛，腿膝无力，过劳加剧，休息后减轻，精神疲乏，头晕耳鸣，或遗精，带多，舌质淡，脉沉细。

瘀血腰痛：青壮年居多，有劳损病史，或有陈伤宿疾。腰部刺痛，痛处不移，屈伸不利，转动则疼痛更甚，或痛及下肢，舌质紫暗或见瘀斑，脉涩。

【施治】

寒湿腰痛：以散寒祛湿为主。取肾俞（灸）、大肠俞、委中、命门。

肾虚腰痛：以补肾壮腰为主。取肾俞（灸）、关元（灸）、足三里、太溪。

瘀血腰痛：以活血行瘀为主。取压痛点、肾俞、委中，急性扭伤加取水沟。

【预防】

注意活动姿势，特别是弯腰取物。不宜过度负重，防止撞击损伤。节制房事，适当锻炼增强体质。

【体会】

“腰者肾之府”，各种腰痛均以肾俞为主穴，是为求本。寒湿加命门、大肠俞温阳祛寒，委中、膀胱下合穴以祛湿为主。肾虚腰痛取肾俞、关元酌用温灸，填精益肾，太溪滋补肾水，足三里健身。瘀血腰痛，瘀，实证为多，先针委中、“血之郄”，针后局部点刺出血，再针压痛点，为远近取穴法。水沟为督脉经穴，通调督脉经气，故主急性腰扭伤。

腰痛原因很多，针灸对寒湿、劳伤引起的效果明显，局部加拔火罐。肾虚腰痛结合药物治疗。对于慢性腰痛，或针灸收效不大的要进一步检查，排除盆腔内及其他病变影响所及。

【附录】

针灸成方举例

《医学纲目》：腰闪挫气痛，尺泽、委中、水沟、阳陵泉、束骨、昆仑、下髎。

《针灸大成》：肾虚腰痛，肾俞、委中、太溪、白环俞。

《神应经》：腰脊强痛，腰俞、委中、涌泉、小肠俞、膀胱俞。

《类经图翼》：腰脊冷痛，腰俞、委中。

中药助治参考

寒湿腰痛：选用独活 10 克，桑寄生 10 克，干姜 3 克，茯苓、白术、秦艽、汉防已、杜仲各10克，桂枝6克，当归、川牛膝各10克，甘草3克。

肾虚腰痛：选用熟地20克，萸肉、山药、党参各10克，当归12克，枸杞子、杜仲、狗脊、淫羊藿各10克，鹿角霜20克。偏于肾阴虚者，证见口干咽燥，心烦少眠，舌质红，脉细数，则可合左归丸，以滋养肾精。

瘀血腰痛：选用丹参12克，赤芍12克，川芎6克，桃仁10克，红花6克，香附10克，制乳香、制没药各6克，秦艽10克，山甲片10克，地龙10克。

另外，若腰髋疼痛，痛处伴发热感，小便赤涩，舌苔黄腻，脉濡数，为湿热所致者，则方取二妙丸（黄柏、苍术）加味清热利湿，临床当详细辨证。

腹　痛

腹痛，泛指腹部发生疼痛的症状，在临床上极为常见，可分属多种疾病，包括现代医学中的急慢性肠炎、肠痉挛、肠神经官能症等。

【审因】

腹痛的发生，多因脏腑、经络受到外邪侵袭，或虫、食所伤、气血郁滞所致。

寒邪腹痛：外感寒邪或过食生冷，致使寒积留滞于中，中阳受损，气机阻滞，运化失调引起腹痛。

食滞腹痛：饮食不洁，寒温失调或暴饮暴食，致食滞不化而腹痛。

热结腹痛：外感热邪，或寒邪化热，或恣食炙煿之物，热结肠胃，腑气不通而致腹痛。

气滞腹痛：情志不遂，肝气失于条达，气血郁结，肝胃不和而致腹痛。

虚寒腹痛：素体阳虚，脾阳不振，运化失司，寒湿停滞，气血不足，不能温养脏腑而致腹痛。

虫积腹痛：属“蚘（蛔）厥”、“虫心痛”一类。由于脏寒胃热，蛔虫上逆，气机阻塞而致腹痛。

【辨证】

寒邪腹痛：腹中拘急暴痛，喜温喜按，口不渴，大便溏薄，小便清利，舌苔薄白，脉象沉紧。

食滞腹痛：脘腹胀满疼痛，拒按，厌食，嗳腐吞酸，痛而欲便，便后痛缓，舌苔腻，脉象滑。

热结腹痛：腹痛胀满，拒按，烦热口渴，大便干结，甚或潮热谵语，舌苔黄糙，脉象滑实或沉实。

气滞腹痛：脘腹胀痛，走窜无定处，嗳气，或矢气后痛减，恼怒烦闷时则痛增，伴有口苦，苔薄，脉弦。

虚寒腹痛：腹痛隐作，时发时止，喜温喜按，劳累或饥饿时较甚，得温得食后稍减，神疲乏力，气短，畏冷，大便溏薄，舌苔淡白，脉象沉细。

虫积腹痛：脐腹攻痛，突然发作，翻滚号叫，全身出汗，疼痛有钻、顶、撕裂样感觉，常伴有恶心、呕吐。若蛔虫退出胆道，疼痛会突然缓解，以后可再度发作。贪食消瘦，面部可有虫斑。

【施治】

寒邪腹痛：以温中散寒、理气止痛为主。取中脘（灸）、神阙（隔姜灸）、气海（灸）、足三里、公孙、内关。

食滞腹痛：以消食导滞、和中止痛为主。取章门、天枢、中脘、足三里、太白。

热结腹痛：以通腑泻热、行气止痛为主。取中脘、足三里、上巨虚、内庭。

气滞腹痛：以疏肝理气、和胃止痛为主。取章门、中脘、阳陵泉、足三里、太冲。

虚寒腹痛：以温中益气、散寒止痛为主。取脾俞、胃俞、中脘（灸）、章门、建里（灸）、足三里（灸）。

虫积腹痛：以驱虫消积、行气止痛为主。百虫窝（血海上1寸）、阳陵泉、足三里、中脘、内关。

【预防】

注意饮食卫生，切忌暴饮暴食、过量饮酒，保持乐观情绪。及早治疗肠道蛔虫病。

【体会】

按照中医理论，腹痛多因于胃肠道之病，故取穴胃之募中脘，胃腑下合穴足三里为主，直达病所。寒邪加公孙、内关分属奇经冲脉、阴维，交会于心、胸、胃，故治腹痛可取此二穴，神阙温灸暖中祛寒，气海通调气机。食滞加脾之募章门，大肠之募天枢，太白、足太阴之俞，应土，旨在改善脾胃功能，加快肠道蠕动，达到消食导滞的目的。热结加大肠下合穴上巨虚，足阳明荥穴内庭、应水，通腑泻热。气滞加阳陵泉、太冲均为疏理肝胆之气，章门、脾之募，与胃互为表里，配合中脘，和胃止痛。虚寒用章门与脾俞，中脘与胃俞，二组均为募俞配合，合建里、足三里均为振奋脾胃阳气，结合温灸，阳气得复，气通则痛止。虫积加百虫窝，为祛虫之经验穴，蛔虫寄生肠道、阻塞胆道故取足三里、阳陵泉，合内关行气止痛。

针灸对于急、慢性腹痛，均有较好的止痛作用，但需严密观察，查清病因，明确诊断，对针灸无效或暂短止痛者，必须及时请外科会诊。因为腹痛一症，包括多种病变，除上述病种外，尚有急性胰腺炎、急性胆囊炎、胆石症，甚至胃肠穿孔、宫外孕等。即使虫积腹痛，若蛔虫全部进入胆囊，疼痛转为持续性胀痛；若蛔虫阻塞胆道，影响胆汁及胰液排出或带入细菌，会出现阻塞性黄疸或胆囊炎、胰腺炎等并发症。

【附录】

针灸成方举例

《千金方》：四满主腹僻切痛，天枢主腹中尽痛，外陵主腹中尽疼。

《针灸逢源》：小腹胀满痛，阴交、气海。气海，凡脐下三十六疾，小腹痛甚欲死者灸之即生，三里、内庭、太白、大敦、中封。

《百症赋》：胃冷食而难化，魂门、胃俞。积滞，中脘。

《类经图翼》：蛔心痛，巨阙二七壮、大都、太白、足三里、承山。

【中药肋治参考】

寒邪腹痛：选用高良姜3克，制香附10克，官桂6克，当归10克，细辛3克，吴茱萸10克，木香10克，陈皮6克，甘草3克。

食滞腹痛：选用山楂12克，莱菔子10克，神曲10克，陈皮6克，半夏10克，木香10克，枳壳10克，谷麦芽各12克。

热结腹痛：选用厚朴6克，枳实10克，生大黄6克，木香10克，黄芩10克，柴胡6克，芒硝9克（分冲）。

气滞腹痛：选用柴胡6克，枳壳10克，白芍10克，金铃子10克，延胡索10克，青皮6克，制香附10克，炙甘草3克。

虚寒腹痛：选用党参10克，桂枝6克，白术10克，茯苓10克，干姜3克，熟附片6克，白芍10克，大枣10个，甘草3克，饴糖一汤匙冲服。

虫积腹痛：选用苦楝根皮15克，乌梅6克，使君子10克，黄连5克，川椒3克，细辛3克，大黄10克。

腹　泻

腹泻，亦称泄泻，是指大便次数增多，质稀薄，甚至如水样，也可为不完全消化食物，一般不挟有脓血，也无明显里急后重，腹痛或有或无。泄泻之本，本于肠胃，是因肠胃功能障碍而致。包括现代医学的急、慢性肠炎，肠功能紊乱，结肠过敏，溃疡性结肠炎及肠结核等，也见于胃肠型流行性感冒。

【审因】

腹泻发生的原因一般可分内因和外因。内因慢性居多，属虚；外因急性居多，属实。

寒湿困脾：外感寒邪，内停湿滞，以致脾土失于健运。《难经》说："湿多成五泄"。脾喜燥恶湿，湿邪最能引起泄泻。

肠腑湿热（暑湿）：夏季较多见。恣食生冷肥甘，误食不洁之物而致。

食滞胃肠：暴饮暴食，伤及胃腑，而致饮食停滞不化。

脾胃阳虚：长期患有慢性病或体质衰退，均能导致脾胃虚弱，运化功能不良。

肾阳虚衰：脾胃虚弱，或老年体衰，阳气不足，进一步发展，均可导致肾阳虚衰，张景岳说："肾为胃关，开窍于二阴，所以二便之开闭，皆肾脏之所主"。

肝气乘脾：多为精神因素。肝失疏泄，肝气横逆乘脾，影响脾胃的运化功能而致。

【辨证】

寒湿困脾：来势较急，大便清稀如水，腹痛肠鸣，脘闷食少，或有恶寒发热，舌苔白滑，脉象浮紧。

肠腑湿热（暑湿）：腹痛即泻，泻下急迫，粪色黄褐秽臭，肛门灼热，烦热口渴，小便短赤，舌红、苔黄腻，脉象滑数。

食滞胃肠：腹满胀痛，大便臭如败卵，泻后痛减，纳呆，嗳腐酸臭，舌苔垢腻，脉象滑实。

脾胃阳虚：大便溏薄，夹有不消化食物，稍进油腻则大便次数增多。伴面色少华，神疲乏力，舌淡、苔薄白，脉象细弱。

肾阳虚衰：晨起泄泻，大便夹有不消化食物，脐腹冷痛，形寒肢冷，腰膝酸软，舌淡胖、苔白，脉象沉细。本证亦称五更泄，因黎明之前阳气未振，阴寒较盛，故特甚。

肝气乘脾：每因情志不畅而发病。腹痛即泻，泻后痛缓，肠鸣，矢气，舌苔薄白，脉弦。

【施治】

寒湿困脾：以疏风散寒、和中化湿为主。取合谷、中脘（灸）、天枢、上巨虚、足三里（灸）。

肠腑湿热（暑湿）：以清热利湿、调和胃肠为主。取合谷、内庭、中脘、天枢、足三里。

食滞胃肠：以消食导滞、调理肠胃为主。取中脘、章门、脾俞、足三里。

脾胃阳虚：以温中散寒、健脾益气为主。取中脘（灸）、天枢（灸）、脾俞、胃俞、大肠俞、足三里（灸）、三阴交（灸）。

肾阳虚衰：以温肾健脾、固涩止泻为主。取肾俞（灸）、命门（灸）、中脘（灸）、天枢（灸）、脾俞、关元（灸）、足三里（灸）。

肝气乘脾：以疏肝理气、健脾止泻为主。取肝俞、脾俞、中脘、天枢、太冲、足三里、阳陵泉。

暴泻兼发热加曲池、大椎，呕吐加内关，久泻怕冷加灸神阙、关元，神疲乏力加气海。

【预防】

注意饮食均衡与卫生，不宜过食生冷油腻物品，情绪乐观，寒温适当。发病时更应控制饮食。

【体会】

中医认为腹泻与“湿”关系最大，“湿胜则濡泄”。针灸对于急慢性腹泻都有一定效果。但失水现象严重的，应及时输液。因其他器质性病变或严重传染病，应采取中西医综合治疗。

一般腹泻总与肠胃有关，取穴，胃募中脘、大肠募天枢配胃合足三里，调理肠胃。寒湿困脾加合谷疏风，大肠下合穴上巨虚，足阳明与足太阴互为表里，和中化湿，加温灸祛寒。肠腑湿热，取大肠原穴合谷，足阳明之荥、应水、内庭，俱为清利湿热之用。食滞胃肠，加章门、脾俞，旨在使脾健行，则食滞自消。脾胃阳虚，脾俞、胃俞、大肠俞均为背俞穴，阴病治阳、振奋阳气，加三阴交补益脾土，针后温灸更有暖中祛寒作用。肾阳虚衰，肾俞、命门、关元均是温肾壮阳之要穴，脾俞为补益后天。艾，属阳也，用温灸法最为适宜。肝气乘脾，取肝俞、太冲、阳陵泉均为疏肝抑木，脾俞有健脾作用。暴泻兼发热加曲池、大椎，呕吐加内关，久泻怕冷灸神阙、关元，神疲乏力加气海，均为对症治疗。

【附录】

针灸成方举例

《胜玉歌》：肠鸣，大便泄泻，灸天枢。

《针灸大成》：大便泄泻不止，中脘、天枢、中极。

《医学纲目》：飧泄取阴陵泉、然谷、上巨虚、太冲。

《中华针灸学》：热泄，中脘、天枢、大都、内庭、阴陵泉。

中药助治参考

寒湿困脾：选用藿香 10 克，佩兰 10 克，紫苏 10 克，苍术 10 克，川朴 6 克，陈皮 6 克，茯苓 10 克，半夏 10 克，神曲 15 克。

肠腑湿热：选用葛根 12 克，黄芩 10 克，黄连 6 克，银花

10 克，煨木香 10 克，六一散 10 克（包），神曲 10 克。

食滞胃肠：选用苍术 10 克，枳壳 10 克，神曲 12 克，山楂 10 克，麦芽 12 克，炙鸡金 10 克，莱菔子 10 克，陈皮 6 克，茯苓 10 克，木香 10 克。

脾胃阳虚：选用党参 12 克，白术 10 克，炒扁豆 15 克，炒山药 15 克，陈皮 6 克，茯苓 10 克，炒薏苡仁 15 克，砂仁 6 克，莲肉 10 克，神曲 12 克。若腹泻日久，气虚下陷，大便不禁，或脱肛不收者加黄芪 12 克，柴胡 6 克，升麻 10 克。

肾阳虚衰：选用补骨脂 10 克，吴茱萸 10 克，肉豆蔻 10 克，熟附片 6 克，炮姜 6 克，白术 10 克，煨木香 10 克，五味子 6 克，党参 10 克，甘草 6 克。若滑泄不止者加诃子肉 10 克，赤石脂 10 克。

肝气乘脾：选用白术 10 克，白芍 10 克，陈皮 6 克，炒防风 10 克，柴胡 6 克，炒枳壳 10 克，煨木香 10 克，炙甘草 6 克。

胃脘痛

胃脘痛又称胃痛，是指脐以上、剑突以下的上腹疼痛为主要症状。包括现代医学所指的胃、十二指肠溃疡，急、慢性胃炎，胃下垂，胃黏膜脱垂，胃神经官能症，胃癌以及部分肝、胆疾病等。

【审因】

胃脘痛，虽病位在胃，又与肝脾二脏关系密切。一般说来，感受寒邪，情志失调，劳倦过度等，均可引起胃脘疼痛。

寒邪犯胃：感受寒邪，或过食生冷，损伤脾胃，气机失常而发病。

肝气犯胃：情志不畅，暴怒忧郁，肝郁气滞，横逆犯胃而发病。

脾胃虚寒：素体阳虚，中气不振，脾胃不健，食用生冷而诱发疼痛。

胃阴不足：多由气郁化火，热灼胃络，伤及胃阴，胃失濡养而致病。

胃络瘀滞：气滞日久，血脉凝涩，伤及胃络，络损血溢而成病。

【辨证】

寒邪犯胃：胃痛暴作，痛势剧烈，得温稍减。常为感受寒冷或恣食生冷而诱发，舌苔白，脉紧。

肝气犯胃：胃脘胀满、攻冲作痛，连及胁肋，嗳气频频，每与情绪波动有关，舌苔薄白，脉弦或弦紧。

脾胃虚寒：胃脘隐痛，胃部冷感，饥饿时痛甚，得食稍减，喜暖、喜按，手足欠温，纳呆，便溏，舌质淡，苔白腻，脉象濡弱。

胃阴不足：胃脘隐隐灼痛，痛势较缓，嘈杂如饥，但饥而不欲食，口干便结，舌光红、少苔，脉象细数。

胃络瘀滞：胃脘疼痛，势如锥刺，痛有定处而拒按，或兼见呕血、便血，舌质紫，脉象涩。

【施治】

寒邪犯胃：以温胃散寒为主。取中脘（灸）、足三里、公孙、胃俞（灸）、内关。

肝气犯胃：以疏肝理气为主。取中脘、内关，足三里、胃俞、期门、太冲。

脾胃虚寒：以温中补虚、缓急止痛为主。取中脘（灸）、建里（灸）、脾俞、胃俞、足三里（灸）。

胃阴不足：以滋阴养胃为主。取中脘、内关、脾俞、胃俞、足三里、三阴交，气海。

胃络瘀滞：以理气活血、化瘀通络为主。取中脘、膻中、章门、脾俞、胃俞、足三里。

疼痛剧烈加梁丘、公孙，腹泻、便秘加天枢，呕血加膈俞，便血加血海，神疲乏力加气海。

【预防】

调整饮食结构，强调定时进餐，切忌暴饮暴食，慎用生冷难化之物，勿过食辛辣肥厚之品。注意保暖，情绪乐观。

【体会】

针灸治疗胃脘痛，一般有缓解之作用。选胃之募中脘、胃之背俞穴胃俞，取俞募相配之义，以及胃之下合穴足三里为主穴。寒邪犯胃，再用公孙配内关，八脉交会穴通于胃，加灸得温而寒散、痛止。肝气犯胃，用肝之募期门、肝之原太冲，以疏泄肝气，内关、心包之络别走三焦，理中和胃。脾胃虚寒，建里温胃补中，脾俞、胃俞均为治理脾胃，古称艾灸有扶阳作用，故宜温灸，缓急止痛。胃阴不足取内关、三阴交、脾俞，健脾养胃，气血生化有源，气海、气为血帅，补血先补气，元气得复、阴液自生。胃络瘀阻，脾统血，故用章门、脾俞，俞募相配，膻中为气会，气行血行，化瘀活血。疼痛剧烈加胃之郄梁丘与脾之络公孙能缓急止痛，腹泻、便秘加大肠募天枢可为双向调节，呕血、便血加血之会膈俞与血海通治血证，神疲乏加气海补益元气。

胃脘痛要诊断明确，分别对待。如因溃疡疼痛，年龄较大，病程久延，病情进行性加重，形体消瘦，大便隐血试验阳性，应考虑癌变，宜早期手术治疗。

同时，引起上腹痛的原因很多，诸如阑尾炎早期、胆囊炎、胆石症、胰腺炎及心肺等疾患，特别是急腹症要谨慎处理，以免贻误病机。

【附录】

针灸成方举例

《针灸大成》：胃脘冷积作楚，中脘、上脘、足三里。

《神灸经纶》：胃脘痛，膈俞、脾俞、胃俞、内关、阳辅、商丘均灸。

《针灸逢源》：胃脘痛，内关、膈俞、胃俞、商丘。

《神应经》：腹寒不食，阴陵泉。食不下，内关、鱼际、三里。胀而胃痛，膈俞。胃寒有痰，膈俞。振寒不食，冲阳。胃热不食，下巨虚。胃热，悬钟。食气饮食闻气臭，百会、少商、三里、灸膻中。

中药助治参考

寒邪犯胃：选用高良姜10克，干姜3克，草豆蔻6克，制香附10克，广木香10克，陈皮6克，厚朴6克，茯苓10克，炙甘草3克。

肝气犯胃：选用柴胡6克，白芍10克，川芎6克，炒枳壳10克，香附10克，川楝子10克，延胡索10克，陈皮6克，甘草3克。

脾胃虚寒：选用黄芪12克，白芍10克，党参10克，白术10克，桂枝6克，干姜3克，炙甘草3克，饴糖一汤匙。若见脘腹坠胀，食后尤甚，卧则减轻属中虚气陷，加升麻、柴胡、枳壳。

胃阴不足：选用沙参10克，麦冬10克，石斛10克，生地15克，白芍10克，乌梅6克，川楝子10克，佛手6克，甘草3克。若大便干结，加火麻仁、瓜蒌仁。

胃络瘀滞：选用当归10克，赤芍10克，川芎6克，丹参15克，失笑散6克（包），制乳没各6克，香附10克。若便血不止，加三七、白及。

急性胆囊炎及胆石症

急性胆囊炎常由于胆囊口梗阻、化学刺激和细菌感染等因素所引起。胆石的形成，大多与胆囊炎症及胆液滞留、胆固醇代谢失常、蛔虫碎片等有关。胆结石又多并发胆道感染，两者关系密切、互为因果。患病者女性多于男性。

中医根据其临床表现，可归属于“胁痛”、“黄疸”等病症范围。

【审因】

急性胆囊炎与胆结石可以互为因果，亦可同时存在。主要由于肝胆气滞、湿热蕴结，涉及肝、胆、脾、胃四个脏腑。

肝气郁结：忧郁恼怒，肝胆气郁，疏泄失常，胆汁郁结，久而成胆石。

脾胃湿热：饮食不节，或外邪侵袭，脾胃运化失常，而致生湿蕴热，温热互结；或因虫积瘀阻，阻碍肝胆疏泄所成。因胆汁外溢，肌肤发黄。

【辨证】

肝气郁结：右上腹胁肋疼痛并牵连肩背，胆囊触痛明显，或剧烈绞痛，多为阵发性，如胆囊胀大，则可为持续性。常伴有纳呆，嗳气，恶心呕吐。多因情绪不畅，饮食不节，过食油腻而发作。舌苔薄白或薄黄腻，脉象弦紧带数。

脾胃湿热：右上腹胀痛，或剧烈绞痛，口苦，纳呆，胸腹胀闷，恶心呕吐，恶寒发热，或有皮肤及巩膜黄染，尿少色黄，大便秘结，舌苔黄腻，脉象弦滑。

【施治】

肝气郁结：以疏肝理气排石为主。取巨阙、期门、肝俞、阳陵泉、胆囊穴、太冲。

脾胃湿热：以清热利湿排石为主。取上脘、日月、阳陵泉、足三里、胆囊穴、三阴交。

【预防】

情绪要乐观。注意饮食搭配，少进动物脂肪，多饮开水。

【体会】

针灸对急性单纯性胆囊炎和结石较小的胆石症，效果较好，针灸虽有排石作用，但排尽率很低。胆囊病变，取阳陵泉、胆囊穴为主，以通调少阳经气，兼顾排石。肝气郁结加期门、肝俞，募俞配对，直至病所，巨阙宽胸理气，太冲、肝之原，脏腑有病可取"十二原"。脾胃湿热，取胆之募日月配上脘、足三里、三阴交，清肝胆之热、祛脾胃之湿。

本病应与胃炎、溃疡病、传染性肝炎、急性胰腺炎、急性阑尾炎相鉴别，不可草率行事。危重者，应中西医合力抢救。

【附录】

针灸成方举例

《新针灸学》：胆石症，三焦俞、肾俞、气海俞、大肠俞、上脘、鸠尾、外关、足三里、右章门、右京门。

《中国针灸学》：胆石痛，肝俞、胆俞、腕骨、阳陵泉、足临泣、行间，强刺激。

《针灸聚英》：胁痛，针丘墟、中渎。

《类经图翼》：蛔心痛，巨阙二七壮、太白、大都、足三里、承山。

中药助治参考

急性胆囊炎：选用柴胡 6 克，龙胆草、黄芩各 10 克，制半夏 6 克，山栀 12 克，生大黄 12 克，川楝子 10 克，甘草 3 克。气滞酌加香附、木香、郁金，热重酌加金钱草、茵陈，湿重酌加川朴、苍术、茯苓，疼痛剧烈酌加延胡索，呕吐酌加陈皮、竹茹。

胆石症：选用金钱草30克，茵陈15克，郁金、枳壳、木香、生大黄各10克。黄疸重酌加龙胆草、山栀，疼痛剧烈酌加延胡索、柴胡、木香。

虫体阻滞胆道，疼痛时发时止，痛有钻顶感，宜以安蛔止痛，选用乌梅丸加减。

呃逆

呃逆，中医书籍又称“哕”。临床是指胃气上逆，喉间呃呃作声，声短而频，不能自制的一种症状。多由空气被突然吸入呼吸道内，同时因声带关闭所引起。其他如胃病、癔病、妊娠和某些疾病末期出现恶病质患者，因膈肌受到刺激，也可能发生呃逆。

【审因】

胃主受纳谷食，其气以降为顺，胃失中和，胃气不能降行而反上逆，是故呃逆频作。

胃中寒冷：多因寒气外袭，或痰饮积癖，过食生冷，寒蕴于胃，寒气上逆而致。

胃火上逆：恣食辛辣煎炒之物，胃热内盛，或因恼怒抑郁，胃中有火，上逆动膈而致。

脾肾阳虚：脾虚不复，病及于肾。或肾阳素虚，不能助脾运化水谷，形成脾肾两虚，胃失和降而致。

胃阴亏损：重病或久病之后，耗伤中气，损及胃阴，致使胃失和降而致。

【辨证】

胃中寒冷：呃声沉缓有力，得热呃减，口中和，舌苔白润，脉象沉缓。

胃火上逆：呃声响亮有力，冲逆而出，口臭，烦渴，尿赤，便秘，舌红、苔黄，脉象滑数。

脾肾阳虚：呃声低弱，气不接续，面色晄白，手足不温，腰膝无力，舌质淡、苔白滑，脉象细弱。

胃阴亏损：呃声气促而不连续，口舌干燥，烦渴，舌质红绛、苔少，脉象细数。

【施治】

胃中寒冷：以温胃散寒为主。取内关、中脘（灸）、关元（灸）、膈俞、足三里。

胃火上逆：以清胃泄热为主。取内关、中脘、足三里、内庭、公孙。

脾肾阳虚：以温补脾肾、和胃平呃为主。取中脘（灸）、关元（灸）、气海（灸）、肾俞（灸）、足三里。

胃阴亏损：以养胃生津为主。取中脘、胃俞、足三里、三阴交、太溪。

胃痛加梁门，胁痛加期门，口干、口苦加陷谷，便秘加天枢，久病便溏加脾俞。

【预防】

保持情绪乐观，防寒保暖，食不可贪快，也不可恣食生冷辛辣。老年体弱多病，妇人产前、产后更应注意。

【体会】

呃逆，俗称“打呃”，现代医学认为是由膈肌痉挛所致。呃逆可持续数小时，甚则昼夜不停，也有间歇发作，数月不愈。

如偶然发作，大都轻浅，往往自行消失，或刺鼻取嚏，或突然给予惊恐。《灵枢》说：“哕，以草刺鼻嚏，嚏而已；无息，而疾迎引之，立已；大惊之，亦可已”。或重按攒竹穴，同时作深吸气，也可使呃逆停止。若持续不断，针灸效果亦佳。呃逆，胃气上逆为主因，取穴以中脘、足三里为主，和胃降逆。胃寒复灸关元，治积冷虚弱，膈俞利膈镇逆，内关宽中理气。因于胃火，用内庭、胃之荥穴、应水，以制火气，公孙、内关，奇经交会穴，通于胃，清泄胃热。脾肾阳虚，肾俞、关元、气海均补脾肾，温灸则效果更佳。胃阴亏损，中脘、胃俞募俞配合，与足三里为养胃治本，太溪、肾之输穴、应土，配三阴交补益阴津。胃痛加梁门，胁痛加期门，便秘加天枢，久病便溏加脾俞，口干、口苦加陷谷均为常规对症取穴。

久病见呃逆者，多为危象显露，中医属“土败胃绝”，预后不良，应加注意。

【附录】

针灸成方举例

《普济方》：猝哕，膻中、中府、胃管（即中脘），灸数十壮。尺泽、巨阙各灸七壮。

《医学纲目》：呃逆，期门、膻中、中脘用灸法。

《证治准绳》：产后呃逆，此恶候也，急灸期门三壮，神效。

《千金方》治哕，灸承浆七壮，灸脐下四指七壮，灸石关百壮。

中药助治参考

胃中寒冷：选用丁香3克，高良姜5克，吴茱萸3克，肉桂3克，柿蒂5个。

胃火上逆：选用竹叶6克，生石膏20克，麦冬10克，制半夏6克，竹茹6克，甘草3克，柿蒂5个。大便秘结加大黄、枳实、厚朴。

脾肾阳虚：选用党参15克，白术10克，炮姜3克，淡附片6克，旋覆花6克（包），代赭石20克，柿蒂5个，补骨脂10克。

胃阴亏损：选用麦冬10克，玉竹10克，石斛10克，沙参

10克，白芍10克，枇杷叶（去毛）3片，刀豆子7粒。

呕　吐

呕吐是临床常见的病证，主要是因胃失和降，气逆于上所致。一般说来，有声有物为呕，无声有物为吐，然呕与吐往往同时发生，故并称呕吐。

现代医学的急性胃炎、慢性胃炎、贲门痉挛、幽门痉挛及神经性呕吐等，以呕吐为主要临床表现者，都可归属于呕吐范围，参照本节治疗。

【审因】

胃主受纳：胃气宜和，以降为顺，无论何种原因，导致胃气上逆，均能引起呕吐。

外邪犯胃：外邪中尤以风、寒、暑、湿及秽浊之气，导致呕吐者居多。

食滞内停：饮食不节，暴饮暴食，或多食生冷油腻，误食不洁之物，食滞不化而致。

痰饮内阻：中阳不振，运化失常，酿生痰饮积于中脘，胃气上逆而致。

肝逆犯胃：情志失调，恼怒忧思，肝气失于疏泄，横逆犯胃而致。

脾胃虚寒：劳倦太过，耗伤中气，以致寒浊中阻而引起呕吐。

【辨证】

外邪犯胃：呕吐骤作，来势迅猛，伴有寒热，头痛，胸闷，胃脘疼痛，舌苔薄白或白腻，脉浮。

食滞内停：呕吐酸腐，脘腹胀满，疼痛拒按，嗳气厌食，吐后反感舒松，大便或溏或秘，舌苔厚腻，脉滑实。

痰饮内阻：呕吐痰涎清水，眩晕、心悸，舌苔白腻，脉弦滑。

肝逆犯胃：呕吐吞酸，嗳气频作，胸胁胀痛，每遇情志不遂时发作更剧，舌边红、苔薄腻，脉弦。

脾胃虚寒：饮食稍多即吐，时作时止，食入难化，面白少华，倦怠无力，喜暖畏寒，四肢不温，大便溏薄，舌质淡、苔白腻，脉濡软。

【施治】

外邪犯胃：以解表疏邪、化浊止呕为主。取合谷、内关、中脘、足三里。

食滞内停：以消食化滞、降逆止呕为主。取内关、下脘、中脘、足三里。

痰饮内阻：以温化痰饮、和胃降逆为主。取内关、中脘、足三里、丰隆。

肝逆犯胃：以理气降逆、疏肝和胃为主。取内关、中脘、足三里、太冲。

脾胃虚寒：以温中健脾、和胃降逆为主。取内关、脾俞、胃俞、中脘（灸）、关元（灸）、足三里（灸）。

【预防】

情志愉悦，注意饮食卫生，切忌过食生冷。

【体会】

针灸对各种原因引起的呕吐均有一定的效果。各型呕吐，多以中脘、足三里为主穴，配内关，此为心包之络，其支脉走胸腹，与三焦相连，能宽胸和胃、理气降逆。兼有外邪，加合谷，疏风解表。食滞内停加下脘，此穴与足太阴交会，能助脾健运。痰饮内阻，加丰隆以蠲痰。肝逆犯胃加太冲，以疏肝气。脾胃虚寒加脾俞、胃俞、关元，均为补脾益胃，宜再加灸则祛寒效果更著。

呕吐，若因肿瘤或脑源性疾病引起的，针灸仅能暂时减轻症状。

【附录】

针灸成方举例

《行针指要歌》：或针吐，中脘、气海、膻中补。

《杂病穴法歌》：内伤食积，针三里、璇玑。

《千金方》：干呕不止，灸间使三十壮。呕吐逆不得食，灸膈俞百壮。

《针灸逢源》：呕吐，吐属太阴，有物无声，乃血病也。呕属阳明，有物有声，气血俱病也。太渊、大陵、两乳穴即乳根灸三壮，中脘、气海、足三里、通谷。

中药助治参考

外邪犯胃：选用藿香 10 克，苏叶 10 克，川朴 6 克，姜半夏 10 克，陈皮 6 克，茯苓 10 克，大腹皮 10 克，生姜 3 片。若外寒偏重酌加荆芥、防风，感受夏令暑湿，心烦懊侬去苏叶，酌加黄连、香薷、荷叶。

食滞内停：选用姜半夏 10 克，陈皮 6 克，茯苓 10 克，山楂 10 克，神曲 12 克，莱菔子 10 克，枳壳 10 克，谷麦芽各 15 克。

痰饮内阻：选用姜半夏、茯苓、白术各 10 克，陈皮、川朴、桂枝各 6 克，生姜 3 片。兼口苦、胸闷、苔黄腻者酌加黄连、竹茹。

肝逆犯胃：选用苏叶梗各 10 克，川朴 6 克，半夏、茯苓、香附、郁金、佛手各 10 克，陈皮 6 克。若气郁化火、烦热口苦，酌加左金丸（黄连、吴茱萸）。

脾胃虚寒：选用党参、白术、半夏各 10 克，陈皮 6 克，茯苓 10 克，干姜 6 克，吴茱萸 6 克，砂仁 6 克，甘草 6 克。

另外，胃阴不足者，证见反复呕吐而量不多，时或干呕泛恶，脘部嘈杂，似饥不欲食，舌红少津，脉细数。以滋阴养胃、降逆止呕法，选用党参、沙参、麦冬、石斛、玉竹、扁豆各10克，粳米15克，甘草6克。

便 秘

便秘，指大便闭塞，多日不通，或有便意，而欲解艰难。

现代医学的暂时性肠蠕动功能减弱和习惯性便秘，临床常以便秘为其主症。

【审因】

便秘多由大肠功能失调，但与脾、胃、肾、肺关系密切，它们的病变都可使大肠传导失常，引起便秘。

肠道实热：素体阳盛，或多食辛辣香燥之物，致使肠胃积热，津伤肠燥失润，发为便秘。

肠道气滞：忧思过度，情志不畅，或久坐少动，气机郁滞。《金匮翼》称："气内滞而物不行也"，传导失司而致便秘。

脾（肺）气虚弱：劳倦，饮食内伤，或病后、产后血气未复，脾胃受损，转运无力，肠失滋润而为便秘。

脾肾阳虚：老年下元衰弱，脾肾两亏，阴寒内结，留恋肠腑而成便秘。

阴虚肠燥：素体阴虚，或热病伤阴，津液枯燥，肠道失润，大便干结难下。

【辨证】

肠道实热：大便干结，小便短赤，腹部胀满，按之作痛，口干，口臭，舌红、苔黄燥，脉象滑数。

肠道气滞：大便秘结，欲便不得，嗳气频作，胸胁作胀，甚则腹中胀痛，纳少，舌苔薄腻，脉象细弦。

脾（肺）气虚弱：虽有便意，临厕努挣乏力，挣则汗出气短，便后疲劳，大便并不干硬，面色皖白，神疲气怯，舌淡嫩、苔白，脉象细弱。

脾肾阳虚：大便秘结，面色无华，头晕目眩，心悸，甚则脘腹冷痛，小便清长，畏寒四肢不温，舌淡、苔白润，脉象沉迟。

阴虚肠燥：大便干结，状似羊屎，口干少津，神疲，纳呆，舌红、苔少，脉象细数。

【施治】

肠道实热：以清热保津、通腑排便为主。取曲池、合谷、支沟、腹结、上巨虚。

肠道气滞：以疏调气机、通腑利便为主。取支沟、中脘、气海、天枢、阳陵泉、行间。

脾（肺）气虚弱：以健脾益气、兼顾润肠为主。取肺俞、脾俞、胃俞、大肠俞、关元（灸）、天枢、足三里（灸）、三阴交。

脾肾阳虚：以补肾健脾、温阳通便为主。取命门、肾俞、脾俞、气海（灸）、石关、三阴交、照海、天枢。

阴虚肠燥：以益气养阴、润肠通便为主。取脾俞、膈俞、天枢、太溪、照海、足三里。

【预防】

对于习惯性便秘，要保持情绪舒畅，进行适当的运动，促进胃肠蠕动。同时要改变饮食方式，多吃粗纤维物品及蔬菜、水果等。

【体会】

针灸治疗单纯性便秘效果较好，配合腹部按摩运动，定时登厕，有助于排便。

大肠职司传送糟粕，针灸一般可取上巨虚，此为大肠经下合穴，“合治内腑”；支沟穴，通调三焦气机；大肠募穴天枢，通腑排便。肠道实热，加取曲池、合谷，泄阳明之热以保津，腹结疏通大肠腑气，以利排便。肠道气滞，用中脘、天枢、气海是调胃肠气机，阳陵泉、行间疏肝理气，通腑利便。脾（肺）气虚弱，肺俞、脾俞、胃俞、大肠俞均为固本而用，关元，调补元气，足三里、三阴交，补脾益胃，调整胃肠功能，采取温灸效果更好。脾肾阳虚，重点补脾益肾，故取命门、肾俞、脾俞、气海，石关为足少阴、冲脉之会，《针灸甲乙经》谓石关能治大便难，照海、三阴交益脾肾，可用温灸提高疗效。阴虚肠燥，脾俞、足三里，补益脾气，膈俞、血之会，配合太溪、照海养阴润燥。

便秘屡治未效，应予肠镜等检查。

【附录】

针灸成方举例

《杂病穴法歌》：大便虚秘补支沟、泻足三里。

《席弘赋》：大便闭涩，大敦烧。

《神应经》：大便不通，承山、太溪、照海、太冲、小肠俞、太白、章门、膀胱俞。

《针灸大成》：脾虚不便，商丘、三阴交五十壮。

中药助治参考

肠道实热：选用大黄6克，川朴6克，枳实10克，瓜蒌仁12克，火麻仁10克，杏仁10克，甘草3克。

肠道气滞：选用槟榔10克，枳实10克，木香10克，乌药6克，大黄6克。

脾（肺）气虚弱：选用黄芪10克，陈皮10克，火麻仁10克，白蜜20克（冲），党参10克，白术10克。

脾肾阳虚：选用苁蓉10克，当归10克，补骨脂10克，胡桃肉10克，麻仁丸10克（包）。

阴虚肠燥：选用生地12克，当归10克，桃仁10克，火麻仁10克，柏子仁10克，玄参10克，枳实10克。

消　渴

消渴是以口渴多饮，多食善饥，小便量多，或消瘦无力为特征的一种疾病。

消渴，现代医学称为糖尿病，是因糖代谢紊乱，尿中含有糖分而命名。其他如尿崩症、精神性多饮多尿症等，也可参考本节。

【审因】

素体阴虚，复因情志失调，饮食不节，劳欲过度而发上、中、下三消，又互为影响。

上消：多为精神刺激，情志不舒，郁久化火，消烁肺胃阴津，以致肺燥胃热，阴虚阳亢发为消渴。

中消：长期过食醇酒肥厚，形态日见肥胖，久则脾胃受损，运化失职，积热内蕴，化燥伤津，胃热炽盛发为消渴。

下消：房事不节，劳逸失调，肾精耗损，或素体阴虚，封藏失职，阴虚火旺，上蒸肺胃发为消渴。

【辨证】

上消：烦渴多饮，口干舌燥，尿量频多，舌边尖红、苔薄黄，脉象洪数。

中消：多食善饥，嘈杂，烦热，汗多，消瘦，或大便干结，舌苔黄燥，脉象滑数。

下消：小便频数，量多而略稠，口干，舌燥，渴而多饮，头晕，目花，颧红，虚烦，腰酸，腿软，舌质红，脉象细而数。

【施治】

上消：以清肺润燥、生津止渴为主。取肺俞、内关、鱼际、廉泉。

中消：以清胃泻火、养阴生津为主。取胃俞、脾俞、中脘、少商、足三里、三阴交、丰隆。

下消：以滋阴益肾、清热养津为主。取肾俞、关元、气海、然谷、涌泉、太溪。

【预防】

把好饮食关，适量运动，改善体质，保持心情愉快，劳逸结合。

【体会】

现代医学认为本病发生的原因是胰岛素分泌减少或相对不足。起病缓慢，早期无明显症状，所以更应引起重视，发现“三多”苗头，即要详细检查。

针灸对本病仅能作辅助治疗，必须配合药物，以控制症状。上消，取肺俞清泄上焦火热，鱼际为手太阴荥穴，泻肺火，内关宁心除烦，廉泉生津止渴。中消取胃俞、脾俞、中脘，佐足三里胃合，清泄中焦火热，健脾化湿用三阴交、丰隆，伤津用少商。下消取肾俞、涌泉清泄下焦火热，然谷足少阴之荥穴，泻肾火，关元、气海培补真气，太溪滋阴益肾。

糖尿病人抵抗力差，极易并发感染，针刺时应严格消毒。

近人发现“胰俞”（第八胸椎旁开 1.5 寸）为治消渴之有效穴位，称该穴有调节胰腺功能之作用。

【附录】

针灸成方举例

《中国针灸学》：糖尿病，肺俞、肝俞、脾俞、肾俞、廉泉、中脘、关元、太渊、神门、三阴交、然谷。间日一次，用中刺激；命门与关元，每日用艾条灸治。

《普济方》：消渴，承浆、意舍、关冲、然谷。

《扁鹊心书》：消渴，关元穴用灸法，可累积灸至二百壮。

《针灸集成》：食渴，中脘针，三焦俞、胃俞、太渊、列缺针，皆泻。

中药助治参考

上消：选用黄连 2 克，生地 15 克，天花粉 15 克，北沙参 15 克，麦冬 10 克，石斛 10 克，知母 10 克，地骨皮 10 克，芦根 30 克去节，生石膏 30 克。

中消：选用生地 10 克，玄参 12 克，生石膏 30 克，黄连 3 克，黄芩 10 克，天花粉 12 克，麦冬 10 克，石斛 10 克，知母 10 克，芦根 30 克。

下消：选用生熟地各 15 克，山萸肉 10 克，山药 20 克，丹皮 10 克，枸杞子 10 克，五味子 5 克，茯苓 15 克，覆盆子 10 克，桑螵蛸 10 克，党参 10 克，生黄芪 15 克。

眩　晕

眩晕是病人的一种自觉症状。眩为眼花目黑，晕为头昏旋转不定。两者常多并发，故称“眩晕”。轻者仅眩不晕，或晕而不眩，每多闭目瞬息可制。重者眩晕并作，站立不稳，甚至旋晕昏倒，或伴有恶心呕吐，面色苍白，汗出等症。

现代医学的高血压病、低血压病、内耳性眩晕证、颈性眩晕证、脑动脉硬化、贫血、神经衰弱等以眩晕为主要症状的，均可属于眩晕范畴。

【审因】

眩晕的发生，原因虽多，总的不外以下几个方面。

肝阳上亢：情志刺激，抑郁恼怒，伤及肝阴，肝阴既伤，则肝阳内动，上扰头目，以致眩晕。

气血不足：思虑烦劳，用脑过度，致伤心脾，使气血生化之源不足；或因失血，造成气虚血弱，不能上荣于脑而发生眩晕。

肾精亏虚：先天不足，肾精不充；或年老肾亏；或房劳过度，肾精耗伤，脑海失养，致使上下俱虚，发生眩晕。

痰浊上蒙：素体丰腴或嗜食肥甘，饮食不节，使脾胃受损，聚湿生痰，清阳不升，浊阴不降；或痰饮上逆，痰火上攻，均可蒙蔽清阳，发为眩晕。

【辨证】

肝阳上亢：头晕目眩，甚则头部胀痛，常因情绪激动或烦劳而诱发或加重。喜怒而躁，面红，口苦，或眠少梦多，大便干结，舌质偏红、苔黄，脉象弦数。

气血不足：头晕目眩时作，劳累后易发或加重，伴神疲乏力，面色少华，心悸气短，眠差，舌质淡，脉象细弱。

肾精亏虚：眩晕日久，头脑空痛，眼花耳鸣，用脑过度则加重。伴神倦，腰膝酸软，健忘，失眠，男子遗精，女子月经不调。偏肾阴虚者，伴五心烦热，舌质红，脉象细数。偏肾阳虚者，伴畏寒肢冷，舌质淡，脉象沉细。

痰浊上蒙：眩晕头昏沉重，胸闷脘痞，泛恶，或呕吐痰涎，不思饮食，舌苔白腻，脉象濡或滑。

【施治】

肝阳上亢：以平肝潜阳为主。取风池、印堂、肝俞、行间、阴谷。

气血不足：以补益气血为主。取百会、膈俞、关元（灸）、足三里（灸）、血海。

肾精亏虚：以补肾益精为主。取通天、肾俞、关元、太溪。肾阳虚宜灸肾俞、关元。

痰浊上蒙：以祛痰化浊为主。取头维、中脘、丰隆、内关。

恶心呕吐加内关，心悸失眠加神门，耳鸣加听宫、翳风。

【预防】

针对病因，改善营养结构，保持良好心态，注意劳逸结合，节制房事。

【体会】

针灸对高血压眩晕、贫血眩晕、内耳性眩晕、颈性眩晕有较好的效果，但要配合病因治疗。

中医有“诸风掉眩皆属于肝”、“无痰不作眩”、“无虚不能作眩”等说。肝阳上亢，取肝俞与足厥阴之荥行间穴、应火、泻火平肝，足厥阴之合阴谷穴、应水、以水涵木、滋阴潜阳，印堂主眩晕，风池是足少阳、阳维之会，有祛风平肝之作用。气血不足，取血会膈俞与血海以补血虚，关元、足三里，益气固本，百会升阳止眩。肾精亏虚，则髓海不足，通天疗头目眩晕，肾俞、关元、太溪均为填精益肾而选，加灸温阳效果愈著。痰浊上蒙，中脘、丰隆，和中涤痰，头维，足少阳、阳明之会，和胃止眩，内关宽胸利膈，使痰易于咯出。

恶心呕吐、心悸失眠、耳鸣等均是随证加穴。

【附录】

针灸成方举例

《简明针灸学》南京中医学院：头目眩晕，胸中漾漾欲吐，甚至目不能视，取穴百会、风池、中脘、足三里、肝俞、行间。

《针灸甲乙经》：风眩善呕，烦满，神庭主之。如颜青者，上星主之，取上星者，先取意喜穴，后取天牖、风池，头痛颜青者，囟会主之。

《针灸全书》：头眩眼目生花，神庭、上星、风池、肺俞、肾俞、合谷。

《针灸聚英》：头眩，痰挟气，虚火动痰，针上星、风池、天柱。

中药助治参考

肝阳上亢：选用天麻 10 克，钩藤 10 克，石决明 30 克，黄芩 6 克，山栀 10 克，牛膝 10 克，桑寄生 10 克，夜交藤 20 克。若肝火偏旺加龙胆草、夏枯草、丹皮、生地。若肝阳化风加龙骨、牡蛎、地龙。

气血不足：选用党参10克，黄芪10克，白术10克，当归10克，白芍10克，酸枣仁10克，远志6克，茯神10克，陈皮6克，炙甘草6克。血虚甚者加阿胶10克烊服。

肾虚：若偏肾阴虚者选用生熟地各10克，山萸肉10克，山药12克，枸杞子10克，白菊花12克，制首乌10克，桑椹10克，怀牛膝10克，龟板30克。如偏肾阳虚者选用熟地15克，山萸肉10克，山药12克，枸杞子10克，菟丝子12克，淫羊藿10克，熟附片6克，肉桂6克，鹿角霜15克。

痰浊上蒙：选用半夏10克，白术10克，天麻10克，陈皮6克，茯苓10克，泽泻10克，苍术10克。呕吐加旋覆花、代赭石，痰郁化热去苍术、白术加黄连、竹茹、胆星。

心　悸

心悸指患者自觉心跳异常、悸动不安，甚至不能自主的病症。

心悸，根据发病原因，又分惊悸和怔忡两种。前者多因惊恐诱发，心悸时作时止，病情较轻；后者不因受惊，而自觉心悸不安，无有休止，病情较重。

现代医学中植物神经系统功能紊乱，贫血，以及多种心脏病所引起的心律失常，如窦性心动过速、期前收缩、阵发性心动过速、心房颤动等引起的心悸，都可参照辨证施治。

【审因】

心悸的发生，多与体质虚弱、精神刺激、外邪入侵等因素有关。

气血不足：体质虚弱，或失血过多，病后失调，劳欲过度等，而致气虚血少，心失滋养发为心悸。

心神不安：忧思惊恐，或遇险临危，心惊神慌不能自主，渐至稍惊即心悸。

心血瘀阻：心阳不振，或痹证日久，邪热入侵于心，心脉痹阻，气滞血瘀而为心悸怔忡。

心阳虚弱：大病、久病之后，阳气不足，不能温养心脉而心悸。

【辨证】

气血不足：心悸，头晕目眩，气短自汗，体倦乏力，面色无华，舌质淡，脉象细弱。

心神不安：心悸，善惊且恐，坐卧不安，多梦易醒，舌苔如常，脉象弦细。

心血瘀阻：心悸，胸闷，甚则心前区有阵发性刺痛，面唇紫暗，舌偏紫暗色、或有瘀斑，脉象细涩或结代。

心阳虚弱：心悸，气短，畏寒，肢冷。轻者心中空虚，重者惕惕而动，动则悸甚，舌淡，脉象沉细。

【施治】

气血不足：以益气补血、养心安神为主。取心俞、脾俞、关元（灸）、气海（灸）、内关、神门、足三里（灸）。

心神不安：以镇惊定悸、宁心安神为主。取心俞、巨阙、内关、神门、通里、三阴交。

心血瘀阻：以活血化瘀、行气强心为主。取膈俞、膻中、气海、内关、神门、三阴交。

心阳虚弱：以温阳益气、镇摄心神为主。取心俞、巨阙、气海（灸）、内关、大陵、足三里（灸）。

【预防】

避免精神上的刺激，注意休息，生活要有规律，少食辛辣物品。

【体会】

针灸对功能性引起的心悸效果较好。气血不足，心主血、脾统血，故取心俞、脾俞以养血，关元、气海以益气，足三里补益后天、使气血生化不绝，内关、神门安神定悸。心神不安，巨阙、心俞募俞相配，宁心安神之用，内关、神门及心之原通里为定悸镇惊，三阴交补益脾、肝、肾治本。心血瘀阻，膻中、气海、膈俞行气活血，内关、神门以安神强心之作用，三阴交补阴助阳、益气和营。心阳虚弱，用心俞、巨阙也是治本之意，气海益气助阳，大陵、心包之原穴，内关、心包之络穴，均为鼓舞心阳，镇摄心神，足三里补益脾胃，促进代谢，温灸气海、足三里疗效更好。如痰热、水饮者，因肺有通调水道之功，又为贮痰之器，故取肺俞配丰隆等穴蠲饮去痰。

对器质性病变引起的心悸，应中西医综合治疗，临床要详细辨别。

【附录】

针灸成方举例

《神应经》：心惊恐，曲泽、天井、灵道、神门、大陵、鱼际、二间、液门、少冲、百会、厉兑、通谷、巨阙、章门。

《针灸大全》：心中虚惕、神思不安，内关、乳根、通里、胆俞、心俞。

《针灸甲乙经》：心澹澹而善惊恐，心悲，内关主之。

《神灸经纶》：惊悸，胆俞、解溪。

中药助治参考

气血不足：选用党参、黄芪、白术、当归各10克，丹参12克，枣仁12克，远志6克，茯神10克，五味子5克，龙眼肉10克，炙甘草3克。

心神不安：选用龙齿20克，牡蛎30克，远志6克，茯神10克，合欢皮10克，夜交藤10克。

心血瘀阻：选用丹参 12 克，当归 10 克，赤芍 10 克，川芎 6 克，桃仁 10 克，红花 6 克，枳壳 10 克，延胡索 10 克，三七末 3 克分两次吞服。

心阳虚弱：选用党参 10 克，熟附子 6 克，桂枝 6 克，龙骨 12 克，牡蛎 30 克，茯苓 10 克，甘草 3 克。

失　眠

失眠，古代文献中亦称“不寐”或“不得眠”，是以经常性的睡眠不足为特征的一种病证。

失眠，多见于现代医学的神经官能症、贫血等病变。

【审因】

失眠的发生，主要与精神、体质等因素有关。

心脾两虚：思虑劳倦，损伤心脾，气血亏虚，心神失养而致。

心肾不交：素体不强，或病后体虚，房劳过度，肾阴不足，心火偏亢，心肾不交，心神失宁而致。

肝胆火旺：抑郁暴怒，肝胆火旺，上扰心神而致。

胃中不和：饮食不节，脾胃受伤，或湿盛生痰，痰郁化热，壅遏于中，胃不和，上扰心神而致。

【辨证】

心脾两虚：失眠，多梦易醒，心悸健忘，食少，精神疲倦，面色无华，舌淡，脉细弱。

心肾不交：难以入睡，甚至彻夜不眠，头晕耳鸣，潮热盗汗，遗精或阳痿，女子月经不调，舌质红、少苔，脉细数或沉细。

肝胆火旺：头痛，心烦，少眠，口苦咽干，胸胁胀痛，急躁而怒，苔黄，脉弦。

胃中不和：睡眠不实，腹胀嗳气，饮食不化，或痰多，口苦，大便不爽，苔腻，脉滑。

【施治】

心脾两虚：以补益心脾、生养气血为主。取心俞、脾俞（灸）、神门、足三里（灸）、血海、三阴交（灸）。

心肾不交：以滋阴降火、交通心肾为主。取肾俞、心俞、关元、神门、三阴交。

肝胆火旺：以清肝泻火、宁心安神为主。取肝俞、风池、神门、行间、足窍阴。

胃中不和：以化痰清热、和胃安神为主。取脾俞、中脘、内关、足三里、丰隆。

【预防】

避免烦恼、情绪激动。睡前不吸烟、不饮酒、不喝茶。每天晚上定时睡眠，养成良好的生活习惯。

【体会】

针灸对失眠有一定效果，且无副作用。心脾两虚，心俞、脾俞补益心脾，足三里、三阴交、血海生养气血，配心经原穴神门以补心安神。心肾不交，心俞、肾俞交通心肾，关元调补元气，三阴交滋阴降火，神门宁心安神。肝胆火旺，取足厥阴荥穴行间、足少阳井穴窍阴，合风池、肝俞清泄肝胆之火，佐神门促进睡眠。胃中不和，中脘、脾俞、足三里、内关均为和胃安中，丰隆化痰，胃和则眠自安。

失眠原因很多，其中以精神因素为主要，应适当予以心理开导十分重要。针刺宜于睡前或下午进行。

【附录】

针灸成方举例

《中华针灸学》：失眠，心俞、胃俞、中脘、神门、丰隆。

《神应经》：不得卧，太渊、公孙、隐白、肺俞、阴陵泉、三阴交。

《千金方》：阴交、气海、大巨主惊不得卧。

《针灸集成》：心热不寐，解溪泻，涌泉补立愈。

中药助治参考

心脾两虚：选用当归10克，川芎6克，酸枣仁10克，远志6克，茯苓10克，黄芪、党参、白术、柏子仁各10克，五味子5克，龙眼肉10克，炙甘草6克。

心肾不交：选用黄连5克，黄芩6克，阿胶10克烊服，白芍、芡实各10克，龙骨20克，牡蛎15克，茯神、玄参各10克，鸡子黄1个冲服。

肝胆火旺：选用龙胆草6克，丹皮、栀子、茯苓、白芍各10克，龙齿15克，珍珠母20克，合欢皮10克，夜交藤10克。

胃中不和：选用制半夏10克，陈皮6克，茯苓10克，枳实10克，竹茹6克，北秫米10克，黄连3克，山栀10克，神曲10克，甘草5克。痰热重、大便不通者酌用礞石滚痰丸。

耳鸣、耳聋

耳鸣是指耳内自觉有声响。耳聋是指听力减退或完全丧失。轻者耳失聪敏，听而不真，称为“重听”，重则成为全聋。有时，耳鸣为耳聋之渐，耳聋为耳鸣之甚，两者关系密切。

现代医学认为耳鸣、耳聋系多种原因引起，与中医观点吻合。一般在针灸临床上以神经性耳鸣、耳聋为多见。耳鸣是听觉功能紊乱产生的一种症状；耳聋是听觉功能丧失，有时同时发生。

【审因】

风热犯肺：外感风热或风寒郁久化热，侵袭肺络，上逆于耳而成。

肝火上扰：肝火偏旺，或暴怒郁勃，肝胆气火上逆，犯于耳道，《中藏经》："肝气逆则头痛、耳聋"。

痰火郁结：偏食醇酒厚味，湿热蕴聚成痰，郁久化火，痰火上升，壅塞清窍而致。

肾阴亏损：素体肾虚，或病后失调，或纵欲过度，精血亏损，肾失充养，《灵枢·海论》："髓海不足，则脑转耳鸣"。

脾胃虚弱：饮食不节，疲劳过度，损伤脾胃，脾虚胃弱，气血生化乏源，清气不能上升，浊阴阻滞耳道所致。

【辨证】

风热犯肺：一侧或两侧耳鸣、耳聋如刮风样，并有耳闭胀闷感，伴头痛，鼻塞，舌质红、苔薄，脉浮数。

肝火上扰：耳鸣、耳聋突然发作，甚或全聋，耳鸣声如钟声，或如风雷声，或如潮水声，伴耳胀痛，耳闭感，目赤，口苦，小便黄赤，大便燥结，舌红苔黄，脉弦数。

痰火郁结：两耳轰鸣，听音不清，耳闭堵闷，头昏而重，胸脘胀闷，痰多，口苦，舌质红、苔黄腻，脉弦滑。

肾阴亏虚：耳鸣、耳聋，逐渐加重，病程较长，鸣如蝉声，音低而微，伴眩晕，腰酸，遗精，舌质红，脉细弱。

脾胃虚弱：耳鸣、耳聋，过劳则甚，伴神倦乏力，腹胀，食少，气短，舌苔薄白，脉细。

【施治】

风热犯肺：以疏风宣肺、佐以清解为主。取合谷、外关、风池、风门、翳风、听宫。

肝火上扰：以清肝泻火、开郁通窍为主。取行间、足临泣、中渚、外关、听宫、翳风。

痰火郁结：以清火化痰、和胃降浊为主。取丰隆、太冲、阳陵泉、合谷、听会、翳风。

肾阴亏虚：以滋阴益肾、固本收摄为主。取肾俞、关元、太溪、足三里、翳风、听宫。

脾胃虚弱：以补中益气、升举清阳为主。取脾俞、胃俞、百会、足三里（灸）、中脘（灸）、翳风、听宫。

【预防】

养性怡心，节制房事，防止药物导致耳鸣、耳聋。

【体会】

针灸对神经性耳鸣、耳聋有一定效果，能改善耳蜗微循环及毛细胞营养供应，阻止毛细胞坏死。恢复听力以翳风、听宫为主穴，直至病所。如风热犯肺，加合谷、外关、风池、风门均为疏散风热。肝火上扰，加足临泣，此为足厥阴之俞、应木，中渚、手少阳之俞、应木，配行间，三穴协作清泄肝火之力更峻，外关手少阳之络，疏理三焦，开郁通窍。痰火郁结，太冲、合谷为四关穴，导邪外出，阳陵泉，足少阳之合、应土，实则泻其子，以清火为用，丰隆和胃降浊。肾阴亏虚，加肾俞、关元、太溪益肾补虚，足三里健身固本。脾胃虚弱，中脘、胃俞，募俞配伍，合脾俞、足三里均为补中益气，百会诸阳之会，升举清阳，针后加灸效愈佳。

耳鸣、耳聋应先检查，明确病因，如耳内有实质病变者，当由五官科治疗。

【附录】

针灸成方举例

《千金方》：上关、下关、四白、百会、囟息、翳风、耳门、颌厌、天窗、阳溪、关冲、液门、中渚主耳鸣聋。

《针灸逢源》：新聋多热，取少阳阳明，久聋多虚，补足少阴。液门、中渚、外关、翳风、耳门、后溪、听宫、听会、合谷、侠溪。

《针灸大成》：耳聋气闭，听宫、听会、翳风……前针不效，复刺后穴，三里、合谷。

《圣济总录》：耳鸣，百会及颔厌、颅囟、天窗、大陵、偏历、前谷、后溪主之。耳鸣聋、头颔痛，耳门主之。耳中生风、耳鸣耳聋时不闻，商阳主之。

中药助治参考

风热犯肺：选用桑叶 6 克，菊花、连翘、桔梗、牛蒡子各 10 克，蝉衣 6 克，黄芩 6 克。

肝火上扰：选用龙胆草 6 克，山栀 10 克，黄芩 6 克，泽泻 10 克，当归 10 克，车前子 10 克（包）。

痰火郁结：选用陈皮 6 克，制半夏、茯苓、枳壳各 10 克，竹茹 6 克，海浮石 10 克，浙贝母 10 克，天花粉 10 克，龙骨 15 克。

肾阴亏虚：选用熟地 12 克，萸肉、山药、茯苓、泽泻各 10 克，柴胡 6 克，磁石 15 克，淡苁蓉 10 克，菟丝子 15 克（包）。

脾胃虚弱：选用党参 10 克，黄芪 12 克，柴胡 6 克，升麻 6 克，当归 10 克，白术 10 克，陈皮 10 克，蔓荆子 10 克，炙甘草 5 克。

郁　证

郁证是因情志不舒，气机郁滞引起的一类病证，包括失眠、忧郁、梅核气、脏躁等。张景岳分郁为怒、思、忧三种。

现代医学认为是在各种精神因素影响下，大脑皮层功能失调所产生的功能性疾病，如神经官能症、癔病等。

【审因】

本证多与情志有关，涉及心肝脾肾。

心肝气郁：情志内伤，气郁不舒，形成心肝气郁。气郁化火，生痰，气痰互结而生病变。

心脾两虚：病延日久，郁火耗伤心血，痰气损害脾气，致使心脾两虚。

心肾阴虚：忧郁伤神，郁久化火易伤阴血，累及于肾，阴虚火旺，证象显露。

肾阳虚衰：素体阳气不足，或肾亏日久，阴虚及阳，形成肾阳虚衰。

【辨证】

心肝气郁：精神抑郁，心烦，情绪不宁，胸胁胀痛，痛无定处，脘闷嗳气，腹胀纳呆，或咽喉有梗塞感，舌苔薄腻，脉弦。

心脾两虚：面色无华，多思善虑，心悸胆怯，失眠，健忘，头晕神疲，食欲不振，妇女月经不调，舌质淡红、苔薄白，脉细弱。

心肾阴虚：眩晕，心悸，失眠，健忘，或遗精腰酸，妇女月经不调，舌质红、苔少，脉细数。

肾阳虚衰：面色㿠白，精神萎靡，滑精、早泄、性欲减退，甚或阳痿，腰膝酸软，肢冷，畏寒，舌质淡、苔白，脉沉细。

【施治】

心肝气郁：以理气解郁为主。取内关、合谷、心俞、肝俞、膻中、神门、丰隆。

心脾两虚：以补益心脾为主。取内关、心俞、脾俞、足三里、三阴交、中脘（灸）。

心肾阴虚：以滋养心肾为主。取内关、阴郄、心俞、肾俞、太溪、三阴交。

肾阳虚衰：以温肾助阳为主。取肾俞（灸）、关元（灸）、气海、内关、足三里（灸）、三阴交。

【预防】

情绪健康，让自已从烦恼中解脱出来。移情易性，正确对待人生。防止过度紧张疲劳，注意劳逸结合。

【体会】

郁证是大脑的功能性疾病，某些器质性疾病也可出现相似症状，如脑部器质性病变、内分泌疾患、心肌炎、慢性化学中毒及鼻咽癌等，必须经过仔细检查，明确诊断后进行治疗。针灸穴位首选内关，此穴为心包之络，宽胸理气。属于心肝气郁，加心包之募、气之会膻中，合心俞、肝俞，理气解郁，合谷大肠之原，配丰隆治脘闷腹胀、咽喉有梗塞感，神门宁心除烦。心脾两虚，心俞、脾俞均为补益心脾，中脘、足三里养胃健身，三阴交，脾、肝、肾兼顾。心肾阴虚，用心之郄穴阴郄与心俞、肾俞、太溪，三阴交均为滋养心肾之要穴。肾阳虚衰，肾俞、关元、气海温肾壮阳，足三里、三阴交养身固本。以灸为宜。

对于郁证，针灸有一定效果，结合心理开导则疗效更好。

【附录】

针灸成方举例

《神应经》：喜哭，百会、水沟。

《针灸大成》：患咽嗌之疾，似有核上下于其间，……取膻中、气海，下取三里二穴，更灸数十壮，徐徐调之而痊。

《普济方》：嗜卧，五里、太溪、大钟、照海、二间。

《证治准绳》：心咳之状，喉中介介如梗状，取心包之俞大陵。

中药助治参考

心肝气郁：选用苏梗 10 克，香附、郁金各 10 克，白蒺藜 10 克，佛手片 6 克，枳壳 10 克，合欢花 6 克，茯苓 10 克。痰火交结，烦躁，便秘，去白蒺藜、佛手片、枳壳，酌加陈胆星、竹茹、枳实、竹沥、半夏。痰气阻滞如“梅核气”，酌加厚朴，制半夏。

心脾两虚：选用党参、黄芪、白术、茯神、当归、丹参各

10 克，远志 6 克，甘草 3 克，酸枣仁 10 克，龙眼肉 12 克。心神不宁，“欲悲哭”，脏躁者选用浮小麦 30 克，大枣 5 枚，甘草 6 克。

心肾阴虚：选用生地、麦冬、玄参、山萸肉、枸杞子、女贞子、酸枣仁各 10 克，远志、五味子各 6 克，茯神 10 克。阴虚火旺，心烦易怒，口干，去萸肉、杞子，加黄连、黄柏、知母。遗精酌加莲须、金樱子、煅牡蛎。

肾阳虚衰：选用制附子 6 克，肉桂 3 克，熟地 12 克，萸肉、淫羊藿、巴戟天各 10 克，补骨脂 6 克，五味子 6 克，覆盆子 10 克。

中　风

中风是以突然昏倒、不省人事，严重者四肢瘫痪，或意识欠清、半身不遂，或仅口鼻歪斜、半身不遂为主症的一类疾病。

现代医学包括脑溢血、脑血栓形成、脑血管痉挛、脑栓塞和蛛网膜下腔出血等脑血管意外病变。

【审因】

中风的发生，是由于机体内部阴阳偏胜，气血逆乱所致。如老年体衰，肾精下亏，肝失滋养，虚风内动；或精神刺激，怒则气上，心肝之火暴升；或偏嗜酒甘肥，脾失健运，生痰聚湿，郁久化热，内动肝风等，均可引起阳气暴动、风火升腾、痰涎壅盛，致血随气逆，上冲于脑，蒙蔽清窍，成为中风。

【辨证】

中风有中脏腑、中经络两个不同类型。

中脏腑

闭证属实。卒然昏倒，不省人事，牙关拘紧，握拳，伴面赤、身热、气粗、或喉间痰鸣，二便闭阻，舌苔黄腻或糙，脉弦滑数是为阳闭。如静卧不烦，痰涎壅盛，四肢不温，面青唇紫，舌苔白腻，脉象沉滑或涩是为阴闭。

脱证属虚。卒倒，不知人事，口开目合，鼻鼾，息微，撒手，二便失禁，舌短缩，脉细弱，甚则汗出，肢冷，痰如潮涌，面赤如妆，脉浮大无根或沉细而微。

中经络

风痰阻络：口眼歪斜，语言不利，或肌肤不仁，手足麻木，肢体拘急，苔白腻，脉浮滑。

阴虚阳亢：口眼歪斜，语言不利，头痛头晕，耳鸣，目眩，肢麻，怕热，神烦，舌红，脉弦或弦数。

【施治】

中脏腑

闭证：以开窍启闭为主。取水沟、十二井穴、太冲、劳宫、涌泉、百会、丰隆。

脱证：以回阳固脱为主。取关元（灸）、气海（灸）、神阙（灸）、内关、水沟、劳宫、百会。

中经络

风痰阻络：以祛风化痰、通络和营为主。取大椎、风府、肝俞、合谷、曲池、阳陵泉、丰隆、行间。

阴虚阳亢：以滋阴潜阳、化痰通络为主。取风府、风池、肝俞、肾俞、合谷、太溪、太冲、三阴交。

中风后遗症

偏瘫：酌取肩髃、曲池、阳池、合谷、外关、肾俞、环跳、阴市、阳陵泉、足三里、三阴交、绝骨、委中、太冲。

口眼歪斜：酌取地仓、颊车、攒竹、丝竹空、阳白、合谷。

失语、语蹇：酌取哑门、风府、廉泉、通里、照海、合谷。

【预防】

保持情绪愉悦，劳逸结合，饮食清淡，戒烟断酒。高血压、高血脂、高血糖及心脏病患者要定期复查，按时服药。

【体会】

中风危重者，应中西医结合救治，针灸仅能作辅助治疗。

闭证取水沟，泻之，能通调督脉经气，督脉联络脑髓，故能醒脑开窍，十二井穴，接连三阴三阳经气，点刺出血，决壅开闭，协调阴阳，使之平衡，劳宫降心火，涌泉降肾火，均为回阳救危之穴，太冲、足厥阴之原，平肝息风，百会、丰隆醒脑、化痰之用。脱证急灸关元、气海、神阙，回阳固脱，水沟、百会、劳宫俱为醒脑救危，内关、心包之络，顾护心脏，通阳复脉。

中经络，风痰阻络，用大椎，诸阳之会，风府主一切风病，二穴并属督脉，循行脊里，肝俞、肝主筋，阳陵泉、肝之合，配行间、曲池、合谷均和营通络，丰隆化痰和中。阴虚阳亢，风池、风府、肝俞、合谷、太冲均为平肝息风通络，肾俞、太溪、三阴交滋阴潜阳。

一旦病情稳定，应及时介入针灸，效果较为明显。阳主动，后遗症的治疗大都以取患侧阳经腧穴为主。同时指导病人加强功能锻炼，做好护理工作也极为重要。

【附录】

针灸成方举例

《针灸聚英》：风，大率主血虚、气虚。火与湿，多痰。中风，神阙、风池、百会、曲池、翳风、风市、环跳、肩髃，皆可灸之，以凿窍疏风，又针以道气。

《神灸经纶》：卒中风，神阙。

《丹溪心法》：中风，可灸风池、百会、曲池、合谷、风市、绝骨、环跳、肩髃、三里等穴，皆灸之以凿窍疏风。

《普济本事方》：始则口眼㖞斜，次则涎潮闭塞，左右共灸十二穴得气通。十二穴者，谓听会、颊车、地仓、百会、肩髃、曲池、风市、足三里、绝骨、发际、大椎、风池也。

中药助治参考

阳闭：宜用凉开。选用至宝丹，或安宫牛黄丸1粒，辛凉开窍。后选用羚羊角1.5克另煎代茶饮，钩藤30克，菊花10克，生地20克，丹皮10克，白芍10克，石决明30克，川贝10克，竹沥2匙冲服，茯苓10克，龟板30克。痰多酌加天竺黄、胆星、石菖蒲。

阴闭：宜用温开。选用苏合香丸1粒，辛温开窍。后选用制南星6克，制半夏10克，陈皮6克，枳实10克，天麻10克，石菖蒲6克，郁金10克。

脱证：宜用参附汤灌服，人参用量倍于附子。加黄芪、龙骨、牡蛎等，敛汗固脱。

卒中在神志清醒后，往往遗有精神迟钝，半身不遂，口眼歪斜，语言不利等症状。半身不遂，多为气血亏虚，瘀阻脉络，宜益气养血，行瘀通络，选用黄芪20克，当归10克，赤芍、川芎、红花各6克，桃仁10克，地龙6克。音喑失语，宜祛风豁痰，宣窍通络，选用白附子3克，石菖蒲6克，远志5克，天麻10克，全蝎1.5克，羌活6克，制南星6克，木香10克，甘草6克。

中经络：风痰阻络选用熟地20克，当归10克，赤白芍各10克，川芎6克，羌活6克，防风、白术、茯苓各10克，白附子5克，僵蚕10克，全蝎1.5克。阴虚阳亢选用天麻10克，钩藤15克，菊花10克，石决明30克，牡蛎30克，生首乌15克，怀牛膝10克，杜仲10克，桑寄生10克。

中风后遗症：中药选用可参考以上各项。

痿　证

痿证是指肢体筋脉弛缓，手足痿软无力，日久致肌肉萎缩，出现功能障碍或功能丧失的一类病证。

痿证，常可见于现代医学的小儿麻痹后遗症，急性脊髓炎，多发性神经炎，重症肌无力，进行性肌营养不良、外伤性截瘫等疾病。

【审因】

痿证的病因，有外感、内伤以及外伤。

肺热津伤：感受温毒湿热或病后邪热留恋，肺灼津伤，筋脉失养而成。

湿热浸淫：外感湿邪，湿郁化热，浸淫筋脉，影响气血运行；或饮食不节，伤及脾运，致湿热内蕴，壅阻经络，气血凝滞而成。

肝肾亏虚：脾胃虚弱，津液气血乏源，肌肉筋脉失养，或久病体虚，房劳过度，致肝肾亏虚，肌肉、脉络、筋骨失充而成。

瘀血阻滞：产后恶露留于腰胯，或跌打损伤，瘀血阻滞，筋脉失养而成。

【辨证】

肺热津伤：多见温热病中或病后，痿疲渐见，伴发热，咳嗽、咽干、口燥、小便短赤，大便干结，舌红、苔黄，脉象细数。

湿热浸淫：两足痿软或微肿，身重，烦闷，脘痞食呆，小便赤涩，舌苔黄腻，脉象濡数。

肝肾亏虚：起病缓慢，四肢痿废，伴头晕目眩，腰脊酸软，舌红或绛，脉象细数。

瘀血阻滞：有产、伤史，肌肤麻木不仁，感觉迟钝或消失，或见唇紫、舌青，脉涩。

【施治】

“治痿独取阳明”，同时各型痿证要有所侧重。

治痿取穴，上肢配大椎、肩髃、曲池、手三里、外关、合谷。下肢配腰阳关、环跳、风市、阴市、阳陵泉、足三里、绝骨、解溪。

肺热津伤：以养肺生津为主。取肺俞、尺泽。

湿热浸淫：以清热利湿为主。取脾俞、三阴交。

肝肾不足：以补肝益肾为主。取曲泉、太溪。

瘀血阻滞：以活血化瘀为主。取血海、三阴交。

【预防】

做好小儿麻痹症预防服药。思虑伤脾，脾主肌肉，要保持良好的心态。工作、生活要有规律。

【体会】

痿证原因很多，须全面检查以明确诊断。如脊柱外伤、脊髓压迫、脊髓变态性疾患等都可成痿。适合应用针灸的也难短期取效，必须耐心治疗，或配与药物综合治疗。

由肺热伤津所起，取肺俞和尺泽，肺之合、应水，清热养肺以生津。湿热浸淫，脾恶湿，取脾俞、三阴交清热利湿。肝肾不足，取足厥阴之合曲泉，应水以补肾，足少阴之俞太溪，应土，万物土中出，具为益肝补肾而设。瘀血阻滞，取血海、三阴交活血散瘀。

痿症总由肌肉筋脉失养而成，如草木之枯萎，阳明为多气多血之乡，不论何种原因都要取阳明经穴。如手阳明肩髃、曲池、手三里、合谷，足阳明阴市、足三里、解溪，配大椎通阳益气，外关，手少阳之络，协调三焦气化，阳陵泉，筋之会，绝骨，髓之会，腰阳关能补肾气，强腰膝，环跳、风市为治下肢痿之要穴。必要时也可适当用灸法。

【附录】

针灸成方举例

《神灸经纶》：痿证，涌泉、阴谷、阳辅。

《灸法秘传》：痿证……总当先灸足三里，甚则灸足三阴，灸法得宜，较汤药为胜也。

《采艾编翼》：痿躄，合谷、天井、肩髃、肺俞、肾俞、环跳、中渎、三里、绝骨、然谷。

《针灸聚英》：痿有湿热，有痰，有无血而虚，有气弱，有瘀血，灸足三里、肺俞。

中药助治参考

肺热津伤：选用沙参12克，麦冬10克，玉竹12克，石斛12克，生石膏20克，桑叶6克，杏仁10克，连翘10克，天花粉12克。

湿热浸淫：选用苍术10克，薏苡仁12克，萆薢10克，黄柏6克，晚蚕沙12克（包），茯苓10克，泽泻10克，汉防己10克，川牛膝10克。

肝肾亏虚：选用熟地15克，龟板20克，黄柏6克，知母10克，当归10克，白芍10克，怀牛膝10克，锁阳10克，陈皮6克。

瘀血阻滞：选用熟地、白芍、当归、川芎各10克，赤芍6克，桃仁10克，莪术10克，山甲片10克，红花6克。

痹　证

痹，闭塞不通之意。当人体气血亏虚，腠理空疏，风寒湿等病邪乘虚侵袭肌表经络以致气血运行不畅，引起肌肉、关节的疼痛、酸麻、重着、屈伸不利和关节肿大等证，统称为痹证。

现代医学中的风湿性关节炎、类风湿关节炎、骨关节炎、痛风等属本证范畴，可参照治疗。

【审因】

“风寒湿三气杂至，合而为痹”。风气胜者为“行痹”，寒气胜者为“痛痹”，湿气胜者为“着痹”。临床常分下列类型。

风寒湿痹：营卫内虚，腠理不密，风寒湿邪乘虚侵入，流注经络、肌肉、关节，使气血运行不畅所致。

风湿热痹：阳气偏盛，或嗜酒辛辣厚味，内有蕴热，或虽感风寒湿邪，亦能蕴而化热，血脉壅滞，呈红、肿、痛、热，则为风湿热痹。

痰瘀痹阻：痹证迁延日久，肝肾亏虚，气血不足，邪气留滞经络，气滞则津液结聚而成痰，血行不畅而成瘀，痰瘀凝阻形成恶性循环，经久难愈。

【辨证】

风寒湿痹：肌肉、关节酸痛或沉重、麻木，运动不便，活动后加剧。游走不定者是为风邪偏盛；痛甚且冷、得热痛减者是为寒邪偏盛；痛处固定，肢体重着者是为湿邪偏盛。初起，常伴有寒热表证，苔薄白，脉浮紧；或苔白腻，脉濡缓。

风湿热痹：关节红肿热痛，按之痛甚，得冷则痛减，活动不利，伴发热，口渴，汗多，烦闷，小便短赤，舌红、苔黄腻，脉滑数。

痰瘀痹阻：关节疼痛，反复发作，遇冷痛剧，活动障碍，或关节畸形肿大。

心痹兼有胸部窒闷不舒，心悸，气逆喘促，心烦等症。

【施治】

风寒湿痹：以祛风散寒、除湿通络为主。取支沟、大椎、曲池、阴陵泉、商丘、关元（灸）。

风湿热痹：以疏风化湿、清热通络为主。取大椎、曲池、合谷、三阴交。

痰瘀痹阻：以化痰行瘀、搜风通络为主。取膻中、足三里、丰隆、血海。

痹证取穴必须与其侵犯关节处穴位配合。心痹酌加郄门、内关、神门。

【预防】

注意劳逸结合，勿受风冷潮湿。根据自身体质，改善饮食结构，合理营养，避免精神刺激。

【体会】

针灸对各种原因引起的痹证都有效果，但要结合休息，注意营养结构，不吃刺激性食品。特别痛风患者要节制饮食，应禁食富于嘌呤和核酸的食物，如肝、肾、脑、鱼子、蟹黄、豆类，以及酒类、咖啡饮料。

风寒湿痹，大椎、曲池，疏散表邪，用于风胜为主，支沟、足少阳之经、应火，关元温补，用于寒邪偏盛，阴陵泉、商丘均为足太阴之穴，用于湿邪偏盛。风湿热痹，大椎、曲池为疏风散热，合谷、三阴交解表化湿。痰瘀痹阻，膻中、血海，行气活血，丰隆、足三里，化痰通络。心痹用心包郄穴郄门、心包之络穴内关、心经之原穴神门都为鼓舞心阳而行气、通痹。

病变局部取穴：肩关节，肩髃、肩髎、肩内陵；肘关节，曲池、少海、手三里；腕关节，外关、阳溪、阳池；指关节，八邪；髋关节，居髎、髀关；膝关节，梁丘、膝眼、足三里；踝关节，商丘、丘墟、解溪；趾关节，八风。

久病、虚寒之证宜针灸结合，关节局部酌量加拔罐。

【附录】

针灸成方举例

《扁鹊心书》：痹病走注疼痛，或臂、腰、足、膝拘挛，两肘牵急，于痛处灸五十壮。

《针灸大成》：手臂冷风酸痛，先刺肩井、曲池、手三里、下廉，再刺手五里、经渠、上廉。

《医学入门》：冷风湿痹，针环跳、阳陵、三里，烧针尾；痹不知痛痒者，用艾粟米大，于针尾上烧三、五炷，知道即止。

《类经图翼》：五痹（系指骨、筋、脉、肌、皮痹），曲池、外关、合谷、中渚。

中药助治参考

风寒湿痹：选用羌活、独活、桂枝各6克，防风、秦艽、当归各10克，川芎6克，桑枝15克。风胜酌加海风藤12克，豨莶草15克。寒胜酌加制川草乌各6克，细辛3克。湿胜酌加苍术10克，薏苡仁15克，五加皮10克。

风湿热痹：选用桂枝6克，生石膏30克，知母、汉防己各10克，忍冬藤20克，威灵仙10克，桑枝15克，地龙6克，晚蚕沙10克（包）。皮肤有红斑结节，或关节红肿明显者酌加生地15克，丹皮10克，赤芍10克。

痰瘀痹阻：选用制南星6克，制白附子5克，白芥子6克，炮山甲10克，地鳖虫6克，僵蚕10克，桃仁10克，红花6克。痹证日久，气血虚弱，舌淡、脉细者，应酌减祛邪有毒之药，配以益气养血之品，如黄芪、白术、熟地、丹参、当归、白芍、鸡血藤等；如伤及肝肾，腰膝酸软，筋骨不利者，应配补肝益肾之品，如川断、杜仲、狗脊、桑寄生、淫羊藿、鹿角片等。临床要辨证施治，以策安全有效。

癫　狂

癫与狂都是精神失常的疾患。癫证以沉默痴呆，语无伦次，静而多喜为特征；狂证以喧扰不宁，躁妄打骂，动而多怒为特征。二者症状不能截然分开，又能相互转化，癫证日久，痰郁化火，可出现狂证；狂证日久，正气不足，可出现癫证。在临床上并称癫狂。

癫狂相当于现代医学的精神病，多与遗传、变态心理及内分泌失调等有关。如精神分裂症、狂躁性抑郁性精神病、更年期精神病等。

【审因】

癫狂是以阴阳失调，七情内伤，痰气上扰，气血凝滞为主要因素。

癫证：大多由于心情抑郁，营血亏耗，血不养神，气滞痰凝，蒙闭心窍，以致神志错乱。

狂证：精神刺激过度，超过其耐受克制的限度，屈无所伸，怒无所泄，五志化火，火郁痰凝，心窍闭塞；或暴怒急躁，肝胆气逆，挟痰上扰，以致精神失常。

【辨证】

癫证：痰气郁结型，表现为精神抑郁，神情淡漠，语无伦次，喜笑无常，妄见、妄想、妄闻，多疑、不知秽洁，动作离奇，舌苔白腻，脉象弦细或弦滑。心脾两虚型，癫证日久，神志错乱，精神恍惚，心悸易惊，失眠，困倦无力，饮食减少，面色少华，舌质淡，脉细。

狂证：痰火上扰型，表现为面赤多怒，喧扰不宁，或歌或笑，打人毁物，不避亲疏，狂乱莫制，舌质红、苔黄腻，脉象弦大滑数。火盛伤阴型，狂证日久，烦躁，善惊，面色潮红，形瘦，神倦，少眠，食少，舌红、少苔，脉象细数。

【施治】

癫证：痰气郁结型以理气解郁、化痰开窍为主，取百会、风池、水沟、神门、间使、心俞、丰隆、大钟。心脾两虚型以补脾养心、开窍安神为主，取百会、风池、心俞、脾俞、足三里、三阴交、内关、神门、巨阙、鸠尾。

狂证：痰火上扰型以泻肝清火、涤痰镇心为主，取十三鬼穴（鬼封、鬼藏一般不用）、大椎、丰隆。火盛伤阴型以滋阴降火、宁心安神为主。取百会、水沟、神门、大陵、三阴交、太溪、涌泉。

【预防】

保持良好的心态，适应环境变化，防止情绪压抑、精神紧张、悲观忧愁。养成良好的生活习惯。

【体会】

针刺对狂证效果明显，癫证较差。癫证用百会、风池、心俞、神门，清神志、安心神。痰气郁积加间使、丰隆化痰解郁，水沟醒脑开窍，大钟"主惊恐畏人，神气不足"。心脾两虚则加用脾俞、足三里、三阴交健脾，内关宁心，任之募鸠尾或心之募巨阙调补心气。狂证，痰火上扰，酌用十三鬼穴，配大椎清火泻热之用，丰隆涤痰。火盛伤阴，宜取心包之原大陵及水沟，泻火开窍，足少阴之原太溪、足少阴之井涌泉，均为滋阴降火。

癫证属阴，可配以任脉穴位，多用补法。狂证属阳，可配以督脉穴位，多用泻法、粗针重刺。病情严重或针刺效果较差时，应结合药物治疗，双管齐下。神志略为清醒后，心理疏导工作、家属护理极为重要。

【附录】

针灸成方举例

《神应经》：癫疾，上星、百会、风池、曲池、尺泽、阳溪、腕骨、解溪、后溪、申脉、昆仑、商丘、然谷、通谷、承山，针三分速出，灸百壮。

《针灸大成》：发狂，曲池、绝骨、百劳、涌泉。

《普济方》：癫狂吐舌，飞扬、太乙、滑肉门。

《张氏医通》：肝盛多怒狂妄者，针大敦，在足大趾上，屡验。

中药助治参考

癫证

痰气郁结型：选用制半夏10克，新会皮6克，陈胆星3克，茯苓12克，制香附8克，枳实12克，郁金10克，石菖蒲10克，佛手片10克，远志6克，天竺黄10克。

心脾两虚型：选用党参、白术、当归、丹参、生地、茯苓各10克，远志6克，枣仁12克，石菖蒲10克，炙甘草3克，浮小麦30克，大枣5枚。

狂证

痰火上扰型：选用生铁落30克（包），黄芩10克，天竺黄10克，陈胆星10克，川贝母6克，连翘10克，橘红6克，龙胆草6克，山栀10克，礞石滚丸3克吞。

火盛伤阴型：选用生地、麦冬、玄参各10克，黄连4克，灯心草3克，茯神12克，枣仁12克，五味子10克，炙甘草4克，龟板10克。

痫　证

痫证是一种发作性神志短暂异常的疾病，又名“癫痫”或“羊痫风”。其特征为发作性精神恍惚，甚则突然仆倒，昏不知人，口吐涎沫，两目上视，四肢抽搐，或口中如作猪羊叫声，移时苏醒。

现代医学认为癫痫是一种突然发作的暂时性大脑功能紊乱的疾患。原发性与遗传有关；继发性可因先天性脑缺陷、脑炎、脑肿瘤、脑外伤、脑寄生虫病以及尿中毒、妊娠中毒等引起。

【审因】

本证之形成，大多由于情志失调、先天因素、脑部外伤、饮食不节、劳累过度，或续发于其他病之后。常因脏腑失调，痰浊阻滞，气机逆乱，气郁化火，火升风动，挟痰上蒙清窍，横窜经络，内扰神明以致痫证发作或撞击颅脑受伤，神志逆乱，气血瘀阻也可发为痫证。或“在母腹中时，其母有所大惊”，母体精气受伤，胎儿发育异常，幼儿出生后也易致痫。

【辨证】

痫证有轻重不同的病情。重者为卒然大发作。轻者仅有一时性的呆木无知，不闻、不见、不语、不动、外观如常人。痫证发作前亦可有头痛、眩晕、心烦、胸闷等。

风痰闭阻：发作时卒然昏仆，两目上视，抽搐，口噤，咬牙，流涎，并有叫吼声，舌苔腻，脉滑。发作后如同常人。

心肾亏虚：痫证日久，发作后精神萎靡，头目昏花，心悸，食少，腰膝酸软，语言欠清，面色少华，舌质淡、苔薄白，脉细。

【施治】

风痰闭阻：以豁痰开窍、息风定痫为主。取水沟、风府、风池、大椎、鸠尾、丰隆、三阴交、间使。

心肾亏虚：以补益心肾、健脾化痰为主。取心俞、肾俞、神门、大陵、内关、足三里、三阴交、太溪、丰隆。

【预防】

优生优育，保持心情愉快，避免精神刺激，合理安排饮食。

【体会】

现代医学将癫痫分为四种类型：大发作、小发作，精神运动型发作、局限性发作。其中多数为大发作，若连续发生，意识昏迷，称为癫痫持续状态，病情严重者，应中西医结合抢救。继发性癫痫，应对原发病积极治疗，针灸仅能辅助治疗。

风痰闭阻，取风府、风池、丰隆息风豁痰，水沟开窍醒脑，间使、心包之经、应金，配三阴交，使痰火下行，任脉，任养一身之阴，取任之募鸠尾，合督脉、总督一身之阳，诸阳之会穴大椎，沟通阴阳，有定痫作用。心肾亏虚，取心俞、肾俞、大陵、神门、太溪补益心肾，内关宽胸理气，足三里、三阴交、丰隆，健脾胃、化痰湿。

“百病都因痰作祟”，白金丸（白矾、郁金）、礞石滚痰丸对本证有一定效果。

【附录】

针灸成方举例

《医学纲目》：痫证，鸠尾、后溪、涌泉、心俞、阳交、三里、太冲、间使、上脘。

《针灸大成》：痫证，涌泉、心俞、三里、鸠尾、中脘、少商、巨阙。

《古今医统》：风痫，神庭、百会、前顶、丝竹空、鸠尾、风池并宜灸。

《扁鹊心书》：痫证，中脘灸五十壮。

中药助治参考

风痰闭阻：选用制半夏 10 克，胆星 6 克，川贝母 6 克，石菖蒲 10 克，远志 4 克，茯神 10 克，陈皮 6 克，珍珠母 30 克，制僵蚕 10 克，天麻 6 克，合欢花 10 克，钩藤 10 克，竹沥 10 克。

心肾亏虚：选用党参 12 克，山药 15 克，熟地 12 克，杜仲 10 克，当归 10 克，枸杞子 10 克，枣仁 12 克，制半夏 10 克，陈皮 6 克，远志 5 克，茯神 10 克，郁金 10 克。

癃闭

癃闭，指小便量少，点滴而出，甚则小便闭塞不通。其中又以小便不畅，点滴而短少，病程较久，病势较缓者为“癃”；小便闭塞、点滴不出者为“闭”，闭多暴病。

癃闭包括现代医学中的尿道梗阻、包茎、前列腺肥大、膀胱颈部狭窄、膀胱肿瘤及结石等尿道阻塞性疾病；或由大脑及脊髓受伤，产后（麻痹性）及下腹部、会阴、肛门等处手术后（反射性）等非阻塞性疾病。

【审因】

癃闭原因不一，总与膀胱气化有关。

湿热壅结：过食辛辣厚味，酿湿生热，或湿热素盛，肾热下移膀胱，膀胱积热，气化不利而为癃闭。

肾元亏虚：高年、久病，肾阳虚弱，命门火衰，气不化水而致尿不能出。或因肾气不充，气化不利，膀胱传送无力，而为癃闭。

浊瘀阻塞：浊精、瘀血，或结石内停阻塞膀胱、尿道；也有因跌打外伤，脏器受损，经络瘀阻而引起的。

肝郁气滞：惊恐郁怒等重大刺激，精神过度紧张，或剧烈疼痛，而致肝郁气滞，疏泄受阻，影响三焦水液的运化及气化功能，使水道闭塞形成癃闭。

【辨证】

湿热壅结：小便量少，点滴而下，热赤不爽，或点滴不通，小腹胀满，烦躁口渴，或大便不畅，舌质红、苔黄腻，脉数。

肾元亏虚：小便滴沥不爽，排出无力，或有尿闭，腰膝酸软无力，怕冷，精神萎顿，面色㿠白，舌质淡、苔薄白，脉沉细弱。

浊瘀阻塞：小便点滴而下，或尿如细线，或阻塞不通，小腹胀满疼痛，舌质紫暗、或有瘀点，脉涩或细数。

肝郁气滞：小便突然不通，或通而不爽，胁腹胀满或痛。往往因精神紧张，或情志郁怒而发作，也可因疼痛而引起，舌红、苔薄白或薄黄，脉弦细。

【施治】

湿热蕴结：以清热利湿、通利小便为主。取阴陵泉、漏谷、膀胱俞、中极。

肾元亏虚：以温阳补肾、益气利尿为主。取肾俞（灸）、命门（灸）、气海（灸）、足三里（灸）。

浊瘀阻塞：以行瘀散结、清利水道为主。取次髎、肾俞、中极、三阴交、委中。

肝郁气滞：以疏调气机、通利小便为主。取肝俞、期门、气海、三阴交、行间。

肾阴不足加太溪、复溜，肾阳不足加关元（灸），心烦不宁加内关，腰部外伤加八髎。

【预防】

情绪愉快，饮食有节，房事适当，劳逸合理对本病都有一定的预防作用。

【体会】

针灸对功能性小便不通有较好的效果，并可在小腹膀胱部位配合按摩、热敷。湿热蕴结，膀胱俞与中极为俞募配穴，通利膀胱、促进气化，足太阴之合阴陵泉与漏谷，分利湿热。肾元亏虚，肾俞、命门、气海均为温补肾气，足三里补益脾胃之气，益气以利尿。浊瘀阻塞，次髎、中极清利下焦，膀胱之气化需肾气之蒸腾，故取膀胱之合委中与肾俞配三阴交，有利排尿。肝郁气滞，肝俞、期门俞募结合，疏调肝气，取肝之荥穴行间、应火，配三阴交泻郁火，以利尿，气海通治因气为病。肾阴不足、肾阳不足、心烦不宁、腰部外伤等所取穴位均为对症取穴。

尿闭时间过长，小腹胀满，叩触膀胱区呈浊音，则用导尿法，以缓解痛苦。若因肿瘤、前列腺肥大或结石阻塞，针灸无效，应请外科会诊。属于肾功能衰竭所致的少尿或无尿，针灸仅可作为辅助治疗。

针刺时应注意膀胱充盈程度，如过度充盈，腹部穴位应谨慎浅刺，千万不可损伤膀胱。

【附录】

针灸成方举例

《类经图翼》：小便不利不通，三焦俞、小肠俞、阴交、中极；兼腹痛，中封、太冲、至阴。

《中国针灸学》：膀胱麻痹（癃闭、遗溺），腰阳关、次髎、中髎、关元、中极、曲骨。

《针灸大成》：小便不利，阴陵泉、气海、三阴交、阴谷、大陵。

《针灸集成》：小便不通，脐下冷，膀胱俞、胞门、丹田、神阙、营冲皆灸。

中药助治参考

湿热壅结：选用瞿麦 10 克，萹蓄 10 克，焦山栀 10 克，制大黄 10 克，滑石 30 克，炒生地 10 克，炒赤芍 10 克，丹皮 10 克，竹叶 8 克，车前子 10 克（包）。

肾元亏虚：选用淡附片 4 克，肉桂 2 克，熟地 12 克，萸肉 10 克，茯苓 12 克，泽泻 10 克，怀牛膝 10 克，车前子 12 克（包），生地 12 克，党参 12 克。

浊瘀阻塞：选用生大黄 3 克，当归 10 克，炙甲片 3 克，桃仁 10 克，虎杖 10 克，川牛膝 10 克，滑石 20 克，通草 10 克，海金沙 15 克（包），生黄芪 12 克。

肝郁气滞：选用柴胡 5 克，青皮 5 克，香附 10 克，郁金 10 克，乌药 10 克，小茴香 3 克，炒川楝子 10 克，甘草 3 克，车前子 12 克（包）。

遗 尿

小便在睡中遗出，常见于 3 周岁以上的学龄儿童，偶见于成年人。

【审因】

遗尿的发生，多与肾、脾、膀胱功能失调有关。也有因下焦湿热，膀胱火邪妄动而致，多属实证。

脾肾气虚：肾主固藏，开窍二阴，又司二便；脾主后天之气，膀胱有贮藏和排泄小便的功能，又与肾互为表里。脾肾气虚，影响膀胱的功能，“膀胱不约为遗尿”。

下焦湿热：肝胆湿热郁结下焦，热郁化火，迫注膀胱，火邪妄动，膀胱不藏而致遗尿。

【辨证】

脾肾气虚：夜尿，或数夜一次，或一夜数次，面色苍白无华，腰腿软弱无力，智力较差，小便清长，甚至恶寒肢冷，舌淡、苔薄，脉象沉迟。

下焦湿热：遗尿，色黄且腥臭，伴手足心热，夜间惊惕不安，龄齿，梦语，舌苔薄黄，脉滑数。

【施治】

脾肾气虚：以补肾健脾为主。取印堂、气海，关元（灸）、足三里（灸）、三阴交、太溪、肾俞（灸）。

下焦湿热：以泻肝清热为主。取三焦俞、膀胱俞、中极、三阴交、行间。

【预防】

避免患儿睡前兴奋太过，注意营养。晚餐后不宜喝水和疲劳过甚。

【体会】

针灸治疗遗尿预后多良，尿失禁患者可以参照治疗。遗尿虽与脾、肾、膀胱有关，但肝、任、督的经脉绕络阴器系挺孔，所以针灸取穴要周密考虑，仔细分析。如因脾肾气虚，肾俞、气海、关元、足三里、三阴交、太溪均为补脾益肾，印堂醒脑提神，针后可酌加温灸。下焦湿热，取膀胱募中极、配膀胱俞、三焦俞，重在清利下焦湿热，三阴交、行间泻肝止遗。

肾阳不足宜加命门，入睡后昏沉加百会、神门，小便频数加次髎。若针灸效果不佳，应作骶腰部摄片，排除先天性脊柱隐裂，查清原因，积极治疗原发病。

【附录】

针灸成方举例

《神应经》：遗溺，神门、鱼际、太冲、大敦、关元。

《资生经》：承浆主小便失禁，阴陵泉、阳陵泉主失禁、遗尿不自知。

《采艾编翼》：遗溺，大敦、肾俞、气海。

《针灸集成》：遗尿，曲骨七七壮。又、遗尿，气海百壮，大敦三壮。

中药助治参考

脾肾气虚：选用桑螵蛸、熟地、菟丝子、金樱子、覆盆子各10克，益智仁6克，龙骨12克，黄芪、党参、白术各10克。

下焦湿热：选用龙胆草3克，山栀6克，生地10克，知母、黄柏各6克，甘草3克。

阳　痿

阳痿，指阴茎不能勃起，或勃而不坚，或坚而不久，致使不能正常进行性交者。

阳痿的发生，有因生殖器官的畸形，神经损害，海绵体肌损害等，大多由于大脑皮质对勃起的抑制过强或脊髓中枢功能紊乱所致。

【审因】

阳痿多因房事不节、手淫，或因惊恐思虑，湿热下注所致。

元阳不足：手淫恶习，或房事过度，以致肾精亏损，元阳不足发为阳痿。

心脾两虚：思虑过度，或突受惊恐，使精血内耗，损伤心脾而致阳痿。

湿热下注：体肥湿胜，过食厚腻，过量饮酒，湿热内蕴、下注，宗筋弛纵而致阳痿。

【辨证】

元阳不足：阳痿，伴面色㿠白，精神萎靡，头晕，目眩，耳鸣，腰膝酸软，舌淡白，脉沉细。

心脾两虚：阳痿，伴心悸，气短，头晕，失眠，自汗，舌淡，脉细。

湿热下注：阳痿，伴小便短赤，下肢酸软疲困，阴部潮湿或痒痛，气味较重，舌苔黄腻，脉弦或濡数。

【施治】

元阳不足，以补肾壮阳为主。取命门、肾俞（灸）、关元（灸）、三阴交、涌泉。

心脾两虚：以补益心脾为主。取神门、脾俞、关元（灸）、三阴交、足三里（灸）。

湿热下注：以清热渗湿为主。取肾俞、次髎、中极、阴陵泉、三阴交。

【预防】

戒除手淫，房事应有节制，生活要有规律，避免过食厚腻，控制饮酒。慎防某些药物的副作用而致阳痿。

【体会】

针灸可以治疗阳痿，疗程较长，治疗时应清心寡欲，树立信心。阳痿虚证居多，中医认为与肝、肾二经关系密切。肝主筋，其筋经结于阴器。肾藏精，肾气衰微则精气不足而致阳痿。湿热下注，实证居多。虚证宜用灸法。三阴交，为脾、肝、肾三经之交会，脾为后天之海，肾为先天之本，肝经下循阴器，故阳痿之症必用。元阳不足，取命门、肾俞、关元以益肾阳，涌泉足少阴所出为井，主脏腑病，也为补肾而用。心脾两虚，取心之原神门，配脾俞，为补益心脾，关元、足三里，培本固元。湿热下注，次髎、中极，清利下焦湿热，肾俞、阴陵泉利尿渗湿，治湿不利小便非其治也。

针灸前宜查清病因，有的放矢。如属器质性疾病引起阳痿者则针灸效果较差，甚至无效。

【附录】

针灸成方举例

《中华针灸学》：阴痿（阳痿），肾俞、肝俞、关元、曲骨、三阴交、太冲、涌泉。

《中国针灸学》：阳痿，百会、膈俞、胃俞、肾俞、命门、腰阳关、关元、中极，每日用艾条熏灸。

《类经图翼》：阳不起，灸命门、肾俞、气海、然谷。

《神灸经纶》：阳痿，命门、肾俞、气海、然谷、阳谷均灸。

中药助治参考

元阳不足：选用熟地 15 克，山药 15 克，山茱萸 10 克，枸杞子 10 克，菟丝子 15 克，淫羊藿 10 克，鹿角霜 15 克，杜仲 10 克，熟附片 6 克，肉桂 5 克，当归 10 克。

心脾两虚：选用党参、黄芪、白术、当归、酸枣仁、柏子仁各 10 克，远志 6 克，茯神 10 克，龙眼肉 10 克，炙甘草 5 克。

湿热下注：选用龙胆草 6 克，山栀 10 克，黄芩 10 克，柴胡 6 克，泽泻 10 克，苍术 6 克，黄柏 6 克，车前子 10 克（包）。

遗精

遗精，是指不因性生活而精液遗泄的病证。成年未婚男子，或婚后夫妻分居者，一月遗精一二次，是属于正常生理现象。遗精次数较多，并伴有全身症状的，则属于病态。因梦而泄者，称梦遗，无梦而泄者，称滑精。滑精常由梦遗发展而来。

现代医学中的神经衰弱、前列腺炎、精囊炎及某些慢性病，均可引起遗精。

【审因】

遗精的发生，多与劳神过度，体质虚弱及湿热下注等因素有关。大抵新病有梦多实，久遗无梦多虚。

梦遗：心为君火，肾为相火，多为欲念妄动，致君相火炽，不能交济，阴精受烁而外泄。或为饮食厚味损伤脾胃，升降失调，湿热下注所致。或为肝郁化火，扰动精室，肾失闭藏而遗。

滑精：慢性久病中气虚弱，不能摄精，或为房事不节，纵欲过度，使肾元虚衰，精关不固而致。

【辨证】

梦遗：属心神不宁的常见多梦失眠，头晕心悸，小便短赤，舌红，脉象细数。属肝郁化火的常为遗精较频，口苦，心烦，舌红、苔黄，脉象弦数。属湿热下注的常为遗精频作，口苦或渴，小便黄赤，舌苔黄腻，脉象濡数或滑数。

滑精：属肾阴虚损的常见遗精，多梦，头晕，耳鸣，腰膝酸软，精神不振，形体消瘦，或颧红烘热，盗汗，情欲易动，舌红、少苔，脉象细数。属肾气不固的常为无梦滑精，甚至滑泄无禁，畏寒自汗，夜尿频多，大便溏薄，面色㿠白，神疲乏力，舌质淡，脉象沉细。

【施治】

梦遗：以清心降火、泻肝、利湿为主。取心俞、神门、肾俞、肝俞、关元、三阴交、阴陵泉、太溪。

滑精：以补益肾精、固涩、止滑为主。取肾俞（灸）、志室，气海、关元（灸）、百会、足三里、太溪。

【预防】

适当体育锻炼，保持情绪乐观，饮食不宜辛辣厚味，房事不应疲劳，在治疗期间，更应清心寡欲。

【体会】

针灸对梦遗效果较好。梦遗，属心神不宁用心俞、神门，宁心安神为主。肝郁化火用肾俞、肝俞、太溪，育阴潜阳、平肝降火。因于湿热用阴陵泉、三阴交利湿。滑精，以肾俞、志室、气海、太溪均为益肾固本以止滑，足三里健胃，“胃气壮，五脏六腑皆壮”，百会升举阳气。关元为男子藏精之处，故又名大中极，遗精病总宜之。

加强对青壮年健康教育，结合性生活指导，可以收到事半功倍的疗效。屡治未效者，应查清原因，以治疗原发病为主，针灸可以配合治疗。

【附录】

针灸成方举例

《医学纲目》：遗精梦泄，心俞、白环俞、膏肓俞、中极、关元等穴、或针或灸。

《中华针灸学》：梦遗，心俞、肾俞、关元，三阴交、涌泉。

《千金方》：虚劳尿精，灸第七椎两旁各三十壮。又灸第十椎两旁各三十壮。又灸第十九椎两旁各二十壮。又灸阳陵泉、阴陵泉各随年壮。又、男子失精，膝胫疼痛冷，灸曲泉百壮。

《神应经》：遗精白浊，肾俞、关元、三阴交。

中药助治参考

心神不宁：选用黄连3克，生地20克，枸杞子10克，连翘10克，莲子12克，酸枣仁10克，茯苓10克，芡实12克，女贞子10克。

肝郁化火：选取用龙胆草6克，山栀10克，泽泻10克，车前子12克（包），当归10克，柴胡6克，生地10克，黄芩10克。

湿热下注：选用苍术10克，黄柏6克，白术10克，苦参6克，茯苓10克，砂仁5克，牡蛎30克，车前子10克（包）。

肾阴虚损：选用生地12克，山药12克，萸肉10克，知母10克，黄柏6克，泽泻10克，茯苓10克，丹皮10克，金樱子10克，芡实10克，牡蛎20克。

肾气不固：选用鹿角霜15克，熟地15克，山药12克，茯苓10克，萸肉10克，菟丝子12克，补骨脂10克，肉桂6克，桑螵蛸10克，龙骨20克，牡蛎20克。

痄　腮

痄腮，由时行温毒之气或风热之邪，壅滞颊腮而成。

现代医学称之为流行性腮腺炎，是病毒经呼吸道侵入引起急性腮腺非化脓性炎症的传染病，多发于幼童及学龄儿童，成人也可感染。冬、春两季发病较多。

【审因】

外感风温疫毒之邪，侵犯少阳，壅滞腮部，故局部肿胀热痛。

【辨证】

轻型：局部肿大如鸡卵，皮色不变，按之平软，咀嚼张口不便，兼有恶寒，发热，轻咳，舌苔薄白或微黄，脉象浮数。

重型：腮部肿大，伴高热，头痛，烦躁口渴，咽喉红肿，便秘，尿赤，舌质红、苔薄黄或黄腻，脉象滑数。又肝胆相为表里，肝脉下循阴器，故男孩可见睾丸红肿疼痛，即睾丸炎。痄腮重者也可引起脑膜脑炎等。

【施治】

轻型：以疏风散结、清热消肿为主。取合谷、外关、颊车、翳风、风池。

重型：以清热解毒、软坚消肿为主。取合谷、外关、少商、曲池、颊车、翳风。并发睾丸炎者酌加曲泉、三阴交、行间。

【预防】

注意个人卫生，保持口腔清洁。流行期间，强调病者隔离，直至腮腺肿胀完全消退，一般自发病起隔离三周。未感染者可每日服用板蓝根，针刺合谷、颊车连续三天有预防作用。

【体会】

针灸治疗对早期患者效果较好。合谷、外关、风池为疏风清热，颊车、翳风散结消肿。重症复取少商点刺以解毒，曲池以泻热，并发睾丸炎加曲泉、三阴交、行间，均为循经取穴，重型或有并发症者必须中西医结合作对症治疗。

急性期应卧床休息，多饮水，多用淡盐水漱口，局部疼痛甚者可用冷敷。

【附录】

针灸成方举例

《中国针灸学》：风池、大杼、曲池、天井、外关、合谷、液门。每日作重刺激。

《针灸大成》：合谷、列缺、地仓、颊车、承浆，手三里、金津、玉液。

《新针灸学》：颊车、合谷、大迎、翳风、风池、足三里、头维、下关、完骨、大杼、曲垣。

《资生经》：侠溪、和髎、颊车治颔颊肿。又、少商治腮颔肿。

中药助治参考

轻型：选用银花10克，连翘6克，板蓝根10克，荆芥6克，牛蒡子6克，薄荷3克，竹叶6克，玄参6克，蒲公英10克，夏枯草6克。外用如意金黄散调敷患处。

重型：选用黄芩6克，黄连1.5克，连翘6克，玄参6克，板蓝根10克，瓜蒌皮6克，桔梗6克，僵蚕6克，柴胡2克，升麻3克，甘草2克。局部硬痛加昆布6克，海藻6克。睾丸肿胀加川楝子、延胡索、荔枝核。

乳　蛾

乳蛾又名喉蛾，以其形似乳头，状如蚕蛾而得名。慢性者，则称石蛾。

现代医学认为，多系链球菌、葡萄球菌侵入扁桃体引起发炎所致。

【审因】

肺胃内蕴热毒，外感风邪为主要因素。

风热搏喉：起病急骤，风热邪毒循口鼻而入侵于肺，咽喉首当其冲，邪毒相搏，津液受灼，煎烁成痰，痰火邪毒蕴结，喉核红肿胀大发为乳蛾。

热毒炽盛：肺胃郁热，复加风热侵袭，热毒炽成，结聚咽喉而成乳蛾。

肺肾阴虚：肺阴不足，虚火上循；肾虚精亏，阴液不能上承，灼于咽喉，以致喉核肿胀成蛾。

【辨证】

风热搏喉：咽部喉核单侧或双侧肿大，呈深红色，上有黄白色点状分泌物，或融合成片疼痛，吞咽困难，并见恶寒、发热、头痛，周身酸楚不适，舌质红、苔薄黄，脉象浮数。

热毒炽盛：咽部喉核红肿，甚则肿塞咽喉，痛延耳窍，吞咽困难，痰涎壅盛，脓成时肿块高突而软，伴高热，口干，口臭，尿赤，便秘，舌红、苔黄厚腻，脉象洪数。

肺肾阴虚：咽部喉核肿大，颜色暗红，表面结有疤痕，疼痛不甚，或仅有哽咽不利感觉，或伴有低热、咳嗽、咽干，舌红、苔少，脉象细数。

【施治】

风热搏喉：以疏风清热为主。取少商、尺泽、天容、合谷。

热毒炽盛：以清热解毒为主。取鱼际、商阳、内庭、丰隆。

肺肾阴虚：以养阴润肺为主。取太溪、照海、鱼际、列缺。

【预防】

戒烟限酒，少食辛辣刺激性食物，防止感受风寒而诱发。

【体会】

针灸对乳蛾较为有效。咽喉为肺之所系，属于风热者取井穴少商，配手阳明原穴合谷，疏风清热，尺泽、手太阴之合应水泻肺经实火，天容疏通局部壅阻气血、清热利咽。热毒积盛，用鱼际、肺之荥，商阳、大肠之井，内庭、胃之荥，均为清热解表之用，佐以丰隆荡涤痰浊。肺肾阴虚，列缺、照海各为奇经任与阴跷二脉、交会于肺系、咽喉、胸膈，养阴润肺，鱼际配足太阴之原太溪，去低热、咽干诸症。

热毒炽盛者需与药物配合，以免滋生事端。急性乳蛾也有片状渗出物，但易拭出，拭后不出血，故不难与白喉相鉴别。慢性咽喉肿痛，如久治效差者，应由专科进一步检查。

【附录】

针灸成方举例

《针灸聚英》：喉痹，针合谷、涌泉、天突、丰隆。

《中国针灸学》：风池、天柱、大杼、尺泽、少商、商阳，强刺激，每天一次。

《资生经》：三里、温溜、曲池、中渚、丰隆，主喉痹不能言；神门、合谷、风池主喉痹；天容、缺盆、大杼、膈俞、云门、尺泽、二间、厉兑、涌泉、然谷主喉痹哽咽寒热。

《针灸集成》：双蛾，天窗、尺泽、神门、下三里、太溪，并针少商及大拇指爪甲后根排刺三针，如病急一日再针，神效。

中药助治参考

风热搏喉：选用银花12克，连翘10克，牛蒡子10克，薄荷6克，黄芩10克，山栀10克，桔梗10克，马勃3克，甘草3克。

热毒炽盛：选用黄连3克，黄芩10克，山栀10克，玄参10克，银花、连翘各15克，土牛膝30克，山豆根6克，射干6克，赤芍10克，瓜蒌皮10克。便秘酌加大黄、芒硝。脓肿形成酌加皂角刺。

肺肾阴虚：选用百合10克，生地12克，玄参、川贝母、桔梗、麦冬、沙参各10克，射干6克，赤芍10克，甘草3克。

瘰　疬

瘰疬，俗称“疬子颈”。多发于儿童或青年。起病缓慢，病程较长，属于外科中之阴证。

现代医学属于由感染结核杆菌而引起的颈淋巴结核。

【审因】

痰气郁结：多因情志不舒，肝气郁结，津液不能输布，凝聚成痰，痰气交阻，郁滞筋脉，致成结核。或因风邪外袭，邪毒结于颈项。

阴虚内热：肝气郁久化火，烁于肺肾，阴虚内热，灼津为痰，或脾虚生湿凝痰而成结核。

【辨证】

痰气郁结：初起于耳后、颈侧，结肿块如果核，一枚或三五枚不等，皮色不变，按之坚硬，推之可动，一般无明显全身症状，或觉颈侧作胀不适。日久，则逐渐增大，串生、相互粘连，推之不移，且觉疼痛，苔白，脉弦。

阴虚内热：颈侧结块肿大，午后低热，颧红，盗汗，食少，局部多见脓肿形成，或溃破脓水淋漓，舌质红，脉细数。

【施治】

痰气郁结：以疏肝理气、化痰软坚为主。取天井、外关、少海、肩井、肺俞、肝俞、膈俞。

阴虚内热：以滋阴清热、化痰软坚为主。取天井、少海、百劳、太溪、肾俞、脾俞、足三里。

【预防】

锻炼身体，增强体质。注意公共卫生，不随地吐痰，戒烟，改善饮食营养。

【体会】

针灸对本病初起有一定疗效。天井、手少阳之合配少海、手少阴之合宣散气血，治瘰疬经验之穴，如《胜玉歌》，瘰疬少海，天井边；《类经图翼》，天井泻一切瘰疬疮肿；《千金方》，少海主腋下瘰疬漏。痰气郁结，肺俞、肝俞、膈俞、肩井化痰理气，外关手少阳之络，疏三焦之气滞，去流窜之痰湿。阴虚内热，百劳去内热，肾俞、太溪滋阴清热，脾俞、足三里健胃蠲痰浊。

火针局部更为效佳，但不可刺之过深，以达基底部为度。对严重者，或已溃破者，应由专科处理。针灸可配合治疗。恶性肿瘤可能转移至颈部淋巴结，应仔细鉴别，慎防误诊。

【附录】

针灸成方举例

《千金方》：灸一切瘰疬在项上及触处，但有肉结凝似作瘘及痈疖者，方以独头蒜截两头留心大作艾炷，称蒜大小贴疬子上灸之，勿令上破肉，但取热而已，七壮一易蒜，日日灸之，取消止。

《资生经》：少海，疗腋下瘰疬。

《世医得效方》：以手仰置肩上，微举肘取之。肘骨尖上是穴。随患处，左即灸左，右即灸右，艾炷如小筋头大。再灸如前，不过三次，永无恙。……又法，只以蒜片贴有疬上，七壮一易蒜，多灸取效。

《古今医统》：瘰疬诸疮，肩井、曲池、大迎、肘骨尖并宜灸。

中药助治参考

痰气郁结：选用柴胡 6 克，白芍、当归、香附各 10 克，陈皮 6 克，昆布、海藻、夏枯草各 10 克，牡蛎 30 克。

阴虚内热：选用银柴胡 6 克，地骨皮、玄参、知母、丹皮各 10 克，川贝母粉 3 克分次吞服，夏枯草 10 克，鳖甲、牡蛎各 30 克。偏于肺阴虚，见咳嗽、咯血，酌加北沙参、麦冬、海蛤粉。偏于肾阴虚，见腰酸、遗精，酌加熟地、五味子。

外用膏丹，应由专科处理。

不孕症

女子婚后，夫妻同居三年以上，男子健康，未采取避孕措施而未受孕者，称为不孕。

不孕，一是属于先天性生理缺陷；二是属于病理因素，经过治疗后，仍有受孕的可能。这里叙述的是病理性的不孕。

【审因】

不孕主因在于肾气不足、冲任气血失调。

肝肾亏虚：肝肾两虚，冲任不足，不能摄精而致不孕。

气血虚弱：失血过度，或脾胃虚弱，气血生化乏源，冲任亏损，不能摄精成孕。

肝郁气滞：情志不遂，肝失条达，气血失和，胞脉失养而致不孕。

痰湿郁阻：体质肥胖，恣食厚味，痰湿内生，冲任受阻，影响胞宫而致不孕。

血瘀湿热：月经期、产褥期，摄生不慎，邪毒内侵，湿热血瘀结于胞宫，影响受精而致不孕。

【辨证】

肝肾亏虚：月经后期，或闭经，量少，色淡，精神疲倦，腰腿酸软，小腹冷，性欲淡漠，舌淡、苔白润，脉象沉迟。

气血虚弱：月经量少，色淡，周期延长，面色萎黄，消瘦，神疲乏力，头晕目眩，心悸，失眠，舌淡、苔薄，脉象沉细。

肝郁气滞：月经量少，延期，或经行先后无定期，经前乳房胀痛，精神郁闷，舌质红、苔白，脉弦。

痰湿郁阻：形体肥胖，面色㿠白，经闭或月经不调，白带多，头重眩晕，心悸，面浮肢肿，脘闷纳少，舌苔白腻，脉象濡滑。

血瘀湿热：下腹隐痛或胀满感、经期更重，月经失调，或淋漓不断，夹有血块，带下色黄、秽臭，舌质红、苔薄黄，脉象沉弦或滑。

【施治】

肝肾亏虚：以滋肝补肾、兼益冲任为主。取肝俞、肾俞、关元、气海、三阴交、公孙。

气血虚弱：以补血益气、佐以滋肾为主。取脾俞、肾俞、关元（灸）、血海、足三里（灸）、太溪。

肝郁气滞：以疏肝解郁、理气调经为主。取曲泉、太冲、气海、肝俞、三阴交、血海。

痰湿郁阻：以化痰利湿、通络调经为主。取丰隆、阴陵泉、中脘、气海、归来。

血瘀湿热：以清热解毒、活血祛瘀为主。取中极、上髎、归来、阴陵泉、三阴交、足三里。

【预防】

各方面要注意清洁卫生。不恣食生冷、肥厚之品。夫妻生活要愉悦，相互体贴，营造良好氛围。

【体会】

病理性的不孕症，针灸有一定效果，但疗程较长，针药结合可以提高疗效。针灸取穴以三阴交为主穴。肝肾亏虚用肝俞、肾俞滋补肝肾，足太阴之络公孙、通冲脉，关元、气海固本之用，气血虚弱，取脾俞、血海为调经养血之用，太溪滋肾，足三里补益后天气血，不乏生化。以灸为宜。肝郁气滞，增曲泉、太冲，疏肝理气。因于痰湿，中脘、丰隆和胃化痰，阴陵泉化湿，归来调经。血瘀湿热，中极，《神农经》谓治血积成块，上髎，《千金方》谓主绝子，配阴陵泉等穴，均为对症发策，有的放矢。

近人多以子宫两穴（在脐下4寸，各旁开3寸处）作为治疗不孕症的主穴之一。

【附录】

针灸成方举例

《针灸集成》：血闭无子，曲泉。无子，胞门、子户、曲骨、商丘、中极灸百壮至三百壮或四度针即有子。

《针灸大成》：妇人无子，子宫、中极。

《针灸大全》：女人子宫久冷，不受胎孕，照海……中极一穴，三阴交二穴，子宫二穴，在中极两旁各三寸。

《针灸甲乙经》：绝子，灸脐中，令有子。又、女子绝子，衃血在内不下，关元主之。又、绝子，商丘主之，穴在内踝前宛宛中。

中药助治参考

肝肾亏虚：选用熟地 20 克，当归 12 克，白芍 10 克，萸肉 10 克，制首乌 15 克，旱莲草 10 克，女贞子 10 克，覆盆子 10 克，黄芪 12 克，官桂 1.5 克。

气血虚弱：选用党参、白术、茯苓、白芍、川芎、当归各 10 克，熟地 15 克，菟丝子 15 克（包），杜仲 10 克，鹿角胶 10 克（另烊），黄芪 12 克，甘草 3 克。

肝郁气滞：选用当归、白芍、茯苓、白术、丹皮、香附、麦冬各 10 克，青皮 6 克，甘草 3 克。

痰湿郁阻：选用制半夏、苍术、香附、陈皮、茯苓、川芎各 10 克，远志 6 克，山楂 12 克，白扁豆 15 克。

血瘀湿热：选用当归 10 克，川芎 6 克，赤芍 10 克，香附 10 克，薏苡仁 20 克，枳壳 10 克，忍冬藤 20 克，桃仁 10 克，鱼腥草 15 克，莪术 6 克，土茯苓 30 克，木香 10 克。

痛　经

痛经是指妇女在行经前后或行经期间，出现下腹部较剧烈的疼痛，并随月经周期而反复发作。

现代医学认为痛经与生殖系统局部病变，内分泌、神经、精神因素有关。

【审因】

痛经多因胞宫气血运行不畅而致。

气滞血瘀：精神紧张，情志不遂，肝气不舒，而致气滞、血瘀。也有因经期涉水受寒，或过食生冷，寒热不节而致气滞血瘀。

气血亏虚：体虚，大病、久病之后，血海空虚，胞脉失养，运行无力而致行经腹痛。

【辨证】

气滞血瘀：经前疼痛，或行经前后少腹疼痛较剧，拒按，经行不畅，经色紫暗，挟有血块，血块下后则痛减，舌有紫点、苔薄，脉象沉弦或涩。

气血亏虚：经后疼痛，痛势绵绵不止，按之痛减，经血量少、色淡，无块，面色无华，头晕，心悸，舌淡、苔白，脉象虚细。

【施治】

气滞血瘀：以疏肝理气、活血通经为主。取气海、中极、归来、阴陵泉、阳陵泉、血海、三阴交。

气血亏虚：以益气养血、调补冲任为主。取关元、气海、脾俞、膈俞、足三里、三阴交。

【预防】

注意经期卫生，避免精神刺激和过度疲劳。

【体会】

针灸对本病有镇痛作用，宜于经前5～7天开始。引起痛经的原因很多，须作专科检查，明确诊断，应从发病原因进行治疗为主。

针灸治疗痛经取三阴交为主，此穴为三阴之交，是妇科病之要穴。气滞血瘀添气海、中极理气，阳陵泉疏肝，归来止痛，阴陵泉为足太阴之合，配血海活血散瘀。气血亏虚用气海、脾俞、膈俞、足三里均为补益气血，关元，任脉与足三阴之会，兼养冲任。

【附录】

针灸成方举例

《针灸正宗》：屡屡痛经，经行紫黑，久未生育……脉之关尺俱涩，胸胁刺痛。肝家未能条达，为刺期门、章门以舒肝家之滞，关元、曲骨以调子宫，三阴交以破阴结。

《针灸甲乙经》：女子胞中痛，月水不以时休止，天枢主之。又、妇人子脏中有恶血内逆满痛，石关主之。

《针灸大全》：女人经水正行，头晕小腹痛，照海……阴交二穴、内庭二穴、合谷二穴。

《神灸经纶》：行经头晕少腹痛，内庭。

中药助治参考

气滞血瘀：选用丹参 15 克，当归 10 克，川芎 6 克，香附 10 克，延胡索 10 克，桃仁 10 克，红花 6 克，川牛膝 10 克，山楂 12 克。兼寒者，见少腹冷痛，得热痛减，酌加吴茱萸、肉桂、艾叶。兼热者，见口干苦，心烦，尿赤，酌加丹皮、赤芍。

气血亏虚：选用黄芪 12 克，党参 10 克，熟地 15 克，当归、白芍、川芎、白术、木香、茯苓各 10 克，甘草 3 克。

绝经前后诸证

有些妇女在绝经前后往往出现许多临床症状，中医称为绝经前后诸证或经断前后诸证。

现代医学认为妇女在自然绝经前后（称更年期），因卵巢功能减退而出现某些症状和体征，称之为更年期综合征，本病轻重不一，严重的可影响工作与生活。

【审因】

妇女至更年期，肾气渐衰，冲任功能减退为发病主因。

肝肾阴虚：肾为先天之本，肾虚必然影响其他脏腑。若有精神或其他因素，一时不能适应这种生理变化，就可能出现一系列脏腑功能紊乱的征象。肝肾阴虚，出现阴虚阳亢的病变。

脾肾阳虚：脾为后天之本，脾与肾关系密切，肾阴虚导致肾阳虚，肾虚及脾，出现脾肾阳虚的证候。

【辨证】

肝肾阴虚：月经量少、色红或紫红，面部潮红，手足心热，头晕，头痛，口干，忧郁易怒，腰酸，大便干结，舌红、少苔，脉象细弦稍数。

脾肾阳虚：月经量多、色淡，面色晦滞，精神不振，怕冷，腰酸无力，食少，便溏，小便多，舌淡、苔薄，脉象沉细无力。

【施治】

肝肾阴虚：以滋肾养肝为主。取肝俞、肾俞、百会、风池、太冲、太溪、三阴交。

脾肾阳虚：以温补脾胃为主。取脾俞、肾俞、中脘（灸）、关元（灸）、足三里（灸）、三阴交、合谷。

【预防】

一般妇女在四十九岁左右，月经开始终止，称为“绝经”。发病与环境、精神状态有密切关系，保持平常人心态是重要的。

【体会】

绝经前后综合征，针灸结合心理疏导有较好的疗效。但在接受治疗之前，应先全面检查，排除器质性病变。

肾为人体生长、发育、生殖之源，受五脏六腑之精而藏之，肾气衰，天癸竭，则形体皆极。天癸竭指男子精少、女子地道不通。经绝期前后，顾护肾气为第一要务，此时补脾不若补肾，故取肾俞合三阴交为主穴。肝肾阴虚加肝俞，太溪益肾养肝，百会、风池、太冲，息风降火。脾肾阳虚加脾俞、中脘、关元、足三里温补阳气，佐合谷、大肠之原穴、应火，调理脾胃，促进水谷代谢。

按：李东垣提出，补肾不若补脾；许叔微提出，补脾不若补肾。张景岳《传忠录》曰："二子之说，各有所谓"。根据不同证候，采用不同的治疗原则。

针灸取穴应随症选择，如，心烦、失眠加内关、神门，食欲不振加足三里、内庭，便溏加天枢，胸闷加膻中。

【附录】

针灸成方举例

《神应经》：月脉不调，气海、中极、带脉一壮，三阴交、肾俞。

《针灸大成》：经事不调，中极、肾俞、气海、三阴交。

《百症赋》：妇人经事改常，地机、血海。

《丹溪心法》：经闭久，忽大崩，复大绝，后又大行不调者，刺丰隆六分、止血，石门五分、断经。又、妇人五旬经断再行，或多或少，或瘀或红并下，腹中气满如胎孕，天枢、中脘、气海各五分，立愈。

中药助治参考

肝肾阴虚：选用生地、山药、萸肉、茯苓、丹皮、泽泻、赤白芍、女贞子各10克，石决明20克。兼有实火，见口苦、烦躁者，去萸肉、山药，酌加山栀、黄芩。兼阴虚火旺盛者，有烦躁、小便黄，酌加黄柏、知母。兼心阴虚者，见心悸、失眠，去山药、泽泻，酌加玉竹、麦冬、枣仁、五味子。

脾肾阳虚：选用熟地、当归、萸肉、枸杞子、续断、党参、白术、仙茅、淫羊藿各10克，肉桂3克。面浮足肿，去熟地，酌加茯苓、汉防己、黄芪。

绝经前后诸证众多，临床以辨证为原则，灵活施治。

下编　腧穴选录

手太阴肺经

尺　泽 又名鬼受、鬼堂

【位置】 仰掌，肘部微屈，在肘窝横纹上，肱二头肌腱外侧处。

【功能】 以清肺、降逆为主。

【操作】 直刺0.5～0.8寸，宜灸3壮。

【考证】《十四经发挥》：在肘中约纹上动脉中。《千金方》：治喉肿，胸胁支满。《类经图翼》：主小儿慢惊风。《肘后歌》：治鹤膝肿痛。《针灸甲乙经》：主心痛，卒咳逆。《灵光赋》：主吐血、定喘。近人有用于咳嗽、咯血。

列　缺 又名童玄

【位置】 在桡骨茎突的上方，腕横纹上1.5寸，以手交叉食指头尽处。

【功能】 以宣肺、疏风为主。

【操作】 向肘关节方向斜刺0.3～0.5寸，宜灸3壮。

【考证】《针灸甲乙经》：手太阴之络去腕上一寸五分。《四总穴歌》：头项寻列缺。《明堂灸经》：主偏风半身不遂，口㖞，腕劳，肘臂痹及眦斜。《通玄指要赋》：治咳嗽寒痰。《外台秘要》：主偏风口㖞半身不遂。近人也用于荨麻疹、哮喘。

鱼 际

【位置】 仰掌，当第一掌骨中点之桡侧，赤白肉际处。

【功能】 以清肺、利咽为主。

【操作】 直刺 0.3～0.5 寸，禁灸。

【考证】《灵枢》：在大指第二节后。《千金方》：主舌上黄，身热。《百症赋》：配液门疗喉痛。《类经图翼》：主治酒病，身热，恶风寒。近人多用于扁桃体炎、失音、小儿疳积。

少 商 又名鬼信

【位置】 拇指桡侧距指甲角约 0.1 寸。

【功能】 以清肺利咽、回阳救逆为主。

【操作】 向上斜刺 0.1 寸或点刺出血，不宜灸。

【考证】《玉龙歌》：乳蛾，刺少商出血。《圣济总录》：喉中闭塞，刺少商微出血。《乾坤生意》：此为十井穴，凡初中风，暴卒昏沉，痰涎壅盛，不省人事，牙关紧闭，药水不下，急以三棱针刺此穴，及少冲、中冲、关冲、少泽、商阳，使血气流行，乃起死回生急救之妙穴。近人也用于腮腺类、小儿消化不良、精神分裂症。

手阳明大肠经

合　谷 又名虎口

【位置】 拇食两指之间，当第一、二掌骨之中点，稍偏食指。握拳取之。

【功能】 以疏风、解表、通络、止痛为主

【操作】 向上或向手掌心斜刺0.3～0.5寸，宜灸3壮。

【考证】《十四经发挥》：在大指次指歧骨间陷中。《四总穴歌》：面口合谷收。《马丹阳天星十二穴歌》：主头痛，面肿，疟病寒热，齿龋，鼻衄，口噤不开。《玉龙歌》：主发热汗多。《杂病穴法歌》：配内关、阴交，主汗吐下。又，配曲池，主头面耳目口鼻病。《卫生宝鉴》：小儿疳眼，灸合谷二穴，各一壮，炷如小麦大。《类经图翼》：一云，能下死胎，妇人妊娠补合谷即堕胎。按合谷穴又为回阳九针之一，凡暴亡诸阳欲脱者，均宜取之。近人又多用五官科疾病、各种疼痛。

曲　池 又名鬼臣、阳泽

【位置】 屈肘成直角，在肘窝桡侧横纹头至肱骨外上髁之中点。

【功能】 以祛风解表、清热利湿为主。

【操作】 直刺0.5～1寸，宜灸5壮。

【考证】《医学入门》：肘外辅骨屈肘两骨中纹头尽处。《千金方》：治瘿恶气诸瘾疹，灸随年壮。《马丹阳天星十二穴歌》：

肘中痛，偏风、发热，遍身风癣癞。《类经图翼》：合肩髃，治疬。曲池为十三鬼穴之一，统治一切癫狂病。近人也用于麻疹、高血压、过敏性疾患、甲状腺肿大。

肩　髃 又名中肩井、肩尖

【位置】 三角肌上部的中点，肩峰与肱骨大结节之间，肩平举时，肩前呈现凹陷处。

【功能】 以活血行瘀、疏风散热为主。

【操作】 直刺 0.7～1 寸，宜灸 7 壮。

【考证】《十四经发挥》：举臂有空。《医学入门》：主偏风不遂，手臂挛急，臂痛无力，筋骨酸痛，肩中热头不可顾，一切风热瘾疹。《千金方》：诸瘿灸肩髃。《素问》：配云门、委中、髓空泻四肢热。《百症赋》：配阳溪，消阴中之热极。近人也用于高血压、多汗证。

迎　香 又名冲阳

【位置】 在鼻翼旁 0.5 寸，鼻唇沟中。

【功能】 以散风热、通鼻窍为主。

【操作】 针尖向鼻，或向上斜刺 0.3～0.5 寸，禁灸。

【考证】《针灸甲乙经》：鼻鼽不利，窒闷气塞，㖞僻，多涕，鼽衄有痈，主之。《医学入门》：主眼目赤肿，鼻塞不闻香臭。《百症赋》：主面上虫行。近人也有用于胆道蛔虫症。

足阳明胃经

地 仓 又名会维

【位置】 口角外侧旁开0.4寸处。

【功能】 以祛风、行瘀、活血为主。

【操作】 针尖向颊车横刺0.3～0.5寸，不宜灸。

【考证】《千金方》：挟口吻旁四分。《针灸甲乙经》：足缓不收，痿不能行，不能言语，手足痿躄不能行，地仓主之。《医学入门》：主偏风口㖞，失音不言，饮食漏落，瞤动。近人也用于三叉神经痛、流涎。

颊 车 又名机关、鬼床

【位置】 下颌角前上方一横指，用力咬牙时，咬肌隆起处。

【功能】 以疏风活络、通利机关为主。

【操作】 针尖向地仓斜刺0.3～0.5寸，宜灸3壮。

【考证】《针灸聚英》：耳下曲颊端近前陷中，开口有空。《玉龙歌》：配地仓，治口眼㖞斜。《医学入门》：主口噼痛不可以嚼，失音，牙疼，颔肿，项强，恶风寒。《杂病穴法歌》：主牙风面肿。颊车是十三鬼穴之一。近人多用于面神经麻痹、三叉神经痛、腮腺炎、齿病。

天　枢 又名谷门、大肠募

【位置】 脐中旁开2寸处。

【功能】 以调理肠腑、利气消滞为主。

【操作】 直刺0.5～1寸，宜灸5壮。

【考证】《针灸大成》：治泄泻，疝气，呕吐，霍乱，妇人癥瘕血块，月水瘀滞。《针灸甲乙经》：主气疝，哕呕，面肿，奔豚。又、主女子胞中痛，月水不以时休止，《类经图翼》：治夹脐疼痛，腹中气块，久泻不止，虚损劳弱，可灸二十一壮。近人也用于菌痢、肠麻痹、子宫内膜炎。

三　里 又名下陵、鬼邪

【位置】 外膝眼下3寸，胫骨外侧约一横指处。

【功能】 以调理脾胃、补益强壮为主。

【操作】 针尖略偏胫骨方向刺0.5～1寸，宜灸5～10壮。

【考证】《十四经发挥》：在膝眼下三寸，䯒骨外大筋内宛宛中举足取之，重按之则跗上动脉止矣。《四总穴歌》：肚腹三里留。《针灸甲乙经》：五脏六腑之胀，皆取三里。《马丹阳天星十二穴歌》：主心腹胀，胃中寒，肠鸣泄泻，腿肿膝酸，伤寒，羸瘦，气蛊。《席弘赋》：主虚喘。《神农经》：主心腹胀满，胃气不足，饮食不化，痃癖气块，吐血，腹内诸疾，五劳七伤，灸七壮。足三里又是回阳九针之一。近人认为能提高人体的免疫功能，增强抵抗力；也用于高血压、糖尿病、癫痫、过敏性疾病、生殖及泌尿系统疾病。

丰 隆

【位置】外踝上8寸，条口穴外开一横指处。

【功能】以化痰、宁神为主。

【操作】针尖略向胫骨刺0.5～1寸，宜灸5壮。

【考证】一说丰隆在外踝直上7寸，与巨虚下廉相并在其外方。《十二经治症主客原络歌》：脾经为病舌本强，呕吐胃翻病腹肠，阴痛上冲噫难瘳，体重脾摇心事忘，疟生振栗兼体羸，秘结疸黄手执杖，股膝内肿厥而疼，太白、丰隆取为尚。《针灸甲乙经》：主厥头痛，面浮肿，烦心狂见鬼，善笑不休，发于外有所大喜，喉痹不能言。《医学入门》：主头痛，面肿，喉痹，胸腹切痛，四肢肿，高热汗出，大小便难，发狂歌走见鬼及厥逆手卒青，心痛如刺。近人也用于妇女月经不调。

内 庭

【位置】足背第二、三趾间陷中处。

【功能】以清理胃肠、顺气止痛为主。

【操作】针尖略向足背刺0.3～0.5寸，宜灸3壮。

【考证】《马丹阳天星十二穴歌》：治四肢厥，喜静恶闻声，瘾疹，咽喉痛，牙痛，疟疾。《医学入门》：主口噤，口㖞，齿龋痛，咽痛，腹胀，四肢厥逆。《千金方》：主食不化，不嗜食，挟脐急。又、主疟不嗜食，恶寒。近人也用于三叉神经痛、疝气、肠炎。

足太阴脾经

隐　白 又名鬼垒、鬼眼

【位置】 足大趾内侧，距趾甲角0.1寸许处。

【功能】 以益脾胃、调气血为主。

【操作】 针尖向上斜刺0.1～0.2寸，或三棱针点刺出血，灸不宜。

【考证】《千金方》：足大趾端内侧，去爪甲如韭叶。《针灸甲乙经》：气喘，热病，衄不止，烦心，善悲，腹胀，逆息，热气，足胫中寒，不得卧，气满，胸中热，暴泄，仰息，足下寒，中闷，呕吐，不欲食饮，隐白主之。《神农经》：主妇人月事过时不止。《保命集》：主血不止，鼻衄，大小便皆血，血崩，当刺足太阴井隐白。隐白为十三鬼穴之一。近人也用于妇女月经过多、消化道出血。

三阴交 又名承命、太阴

【位置】 内踝尖直上3寸，胫骨后缘处。

【功能】 以健脾化湿、疏肝益肾、调经种子为主。

【操作】 直刺0.3～0.8寸，宜灸5～7壮。

【考证】《针灸大成》：脾胃虚弱，痃癖腹寒，小便不利，疝气，阴茎痛，遗精，霍乱，四肢不举，脐下痛，小儿客忤，妇人临经行房腹痛，月水不止，妊娠胎动，横生，恶露不行。《千金方》：胆虚寒，灸三阴交。《外台秘要》：灸，主梦泄。《眼科锦囊》：上睑低垂轻证者，灸三阴交。《席弘赋》：冷嗽，补合谷，泻三阴交。本穴又为回阳九针之一。近人多用于泌尿、生殖系统疾病、荨麻疹、神经性皮炎、湿疹。妊娠禁针灸。

阴陵泉

【位置】 屈膝，胫骨内侧髁下缘，胫骨后缘和腓肠肌间凹陷处。

【功能】 以化湿去滞、清利下焦为主。

【操作】 直刺0.5～1寸，不宜灸。

【考证】《针灸聚英》：与阳陵泉相对。《百症赋》：配水分，去水肿。《神农经》：治小便不通，疝瘕，可灸七壮。《千金方》：虚劳尿精，灸阳陵泉、阴陵泉各随年壮。《针灸甲乙经》：主肾虚腰痛。又、溏不化食，寒热不节，主之。《杂病穴法歌》：主心胸痞满。近人也用于男子阳痿、女子月经不调。

大　包

【位置】 腋中线上，距腋窝6寸，正当第七肋间处。

【功能】 以调气、通络、止痛为主。

【操作】 斜刺0.3寸，宜灸3壮。

【考证】《针灸甲乙经》：大包，脾之大络，布胸胁中，出九肋间及季肋端，别络诸阴者。《类经图翼》：总统阴阳诸络，由脾灌溉五脏。《针灸大成》：治胸痛，喘气，食不化，小便难通，心气不足。按，该穴深部有肺脏，右接于肝脏，慎刺之。近人用于全身疼痛，以脾主肌肉故。

手少阴心经

少 海

【位置】 屈肘，肘横纹尺侧端与肱骨内上髁之间凹陷处。

【功能】 以活血通络、宁神定志为主。

【操作】 直刺 0.3～0.5 寸，宜灸 3 壮。

【考证】《针灸聚英》：肘内廉节后大骨外，去肘端五分。《胜玉歌》：配天井，治瘰疬。《席弘赋》：主心疼手颤。《针灸甲乙经》：主风眩头痛。又、主龋齿痛。近人也用于神经衰弱、精神分裂症、肋间神经痛。

通 里

【位置】 仰掌，掌后内侧神门穴上 1 寸处。

【功能】 以宁心安神、通咽治瘖为主。

【操作】 针尖略向掌后外侧刺 0.3～0.5 寸，宜灸 3 壮。

【考证】《马丹阳天星十二穴歌》：主声不出，懊恼，怔忡；实则四肢重，头腮面颊红，虚则不能食，暴瘖面无容。《医学入门》：主头痛目眩，面赤暴症，肘腕酸重，热病，心烦，心悸，遗尿。《针灸大成》：……妇人月水不行，或月事后期。《百症赋》：配大钟，治倦言嗜卧。《针灸聚英》：实则支满膈肿泻之，虚则不能言补之。近人用于心悸、心动过缓、神经衰弱、癔病性失语。

神 门 又名中都、锐中

【位置】 仰掌，掌后横纹尺侧端凹陷处。

【功能】 以醒脑、安神、宁心为主。

【操作】 针尖略向掌后外侧刺0.3～0.5寸，宜灸3壮。

【考证】《医学入门》：主妄笑，妄哭，喉痹，心痛，数噫恐怖少气，疟疾欲饮冷，恶寒手臂肘挛，喘逆，遗尿，大人小儿五痫。《百症赋》：配上脘，主发狂奔走。《通玄指要赋》主痴呆。又、主呕血上气。近人用于神经衰弱、失眠、健忘、心悸、心律不齐、精神病、癔病、扁桃体炎、子宫内膜炎、脑贫血。

手太阳小肠经

后 溪

【位置】 握拳，第五指掌关节后外侧，横纹尽头陷中处。

【功能】 以通调督脉、宁神定志、清热利窍为主。

【操作】 直刺0.3～0.5寸，宜灸3壮。

【考证】《针灸大全》：横纹尖上。《类经图翼》：仰手握拳取之。《兰江赋》：专治督脉病，癫狂。《通玄指要赋》：主痫、狂、癫。《针灸聚英》：主疟寒热，目赤生翳，鼻血，耳聋，胸满，头项强不得回顾，癫疾，臂肘挛急，痂疥。《胜玉歌》：配鸠尾、神门，治五痫。近人多用于癫、狂、痫、癔病、耳鸣聋。

养老

【位置】屈肘，腕后一寸，尺骨小头桡侧缘上方缝隙处。

【功能】以舒筋、通络、明目为主。

【操作】针刺向内关穴，0.5～0.8寸，宜灸3壮。

【考证】《十四经发挥》：在手髁骨上一空，腕后一寸陷中。《医学入门》：主肩臂酸痛欲折，臂如拔，手不能自上下，目视不明。《百症赋》：目觉䀮䀮，取养老，天柱。近人有用于弱视、眼睛疲劳、腰痛、疝气。

支正

【位置】屈肘，腕后五寸，尺骨内侧陷中。

【功能】以清热、消肿、定惊、安神为主。

【操作】直刺0.3～0.5寸，宜灸3壮。

【考证】《明堂灸经》：去养老穴四寸陷中。《千金方》：主热病。《医学入门》：主头痛目眩，颈肿项痛，风虚惊恐狂言，身热，消渴，善食，腰痛。《针灸大成》：治肘痛手不能握，腰或肩痛五劳。《类经图翼》主五劳，癫狂，惊风……。近人也用于神经衰弱。

肩贞

【位置】垂手合腋，在腋后纹头上1寸处。

【功能】以通经活血为主。

【操作】针尖略向上方入0.5～1.0寸，不宜灸。

【考证】《十四经发挥》：在肩，由肩胛下两骨解间，肩髃后陷中。《针灸甲乙经》：主寒热项疬，两耳无闻，引缺盆中热痛，麻痹不举。《针灸大成》：治伤寒耳鸣，耳聋，手足麻木。近人也用于腋下多汗症。

听　宫 又名多所闻

【位置】 张口，耳屏正中前凹陷处。

【功能】 以通利耳咽为主。

【操作】 直刺0.3～0.5寸，不宜灸。

【考证】 《针灸甲乙经》：癫疾狂，瘈疭眩仆癫疾，瘖不能言，羊鸣沫出，主之。《医学入门》：主耳鸣聋，口噤，喉鸣，心腹痛满，臂痛，失音。近人主要用于耳病。

足太阳膀胱经

攒　竹

【位置】 正面，眉毛之内侧端，眶上切迹处。

【功能】 以疏风止痛、清肝明目为主。

【操作】 针刺向眉腰或向睛明方向入0.2～0.3寸，不宜灸。

【考证】 《玉龙歌》：主眉间疼痛。《针灸甲乙经》：主头风痛，鼻衄，眉目痛，善嚏，目如欲脱……。《针灸聚英》：主䀮䀮视物不明，泪出目眩，瞳子痒，目瞢，眼中赤痛，及眼睑瞤动不得卧，颊痛，面痛，尸厥，癫邪，神狂鬼魅，风眩嚏。近人多用于近视、面神经麻痹、头痛。

大杼

【位置】 第一胸椎棘突旁开1.5寸处。

【功能】 以疏散风寒、健壮筋骨为主。

【操作】 针尖略向脊柱斜刺0.5～0.8寸，宜灸3壮。

【考证】《肘后歌》：配曲泉，治风痹痿厥。《外台秘要》：主疟，伤寒汗不出，腰背痛，痉脊强，喉痹，大气满喘，胸中郁郁身热，眩目𥆧𥆧，项强急，寒热。《席弘赋》：配长强，治小肠气痛。近人多用于感冒、支气管炎、项背痛。

风门 又名左为风门，右为热府

【位置】 第二胸椎棘突旁开1.5寸处。

【功能】 以疏风散热、宣肺止咳为主。

【操作】 针尖略向脊柱斜刺0.3～0.5寸，宜灸5壮。

【考证】《千金方》：治诸风，灸风门二处，各七壮。《神农经》：伤风咳嗽，头痛鼻塞流清涕，可灸十四壮。《类经图翼》：此穴能泻一身热气。近人也用于荨麻疹、哮喘。

肺俞

【位置】 第三胸椎棘突旁开1.5寸处。

【功能】 以疏风泻热、治肺止咳为主。

【操作】 针尖略向脊柱斜刺0.2～0.4寸，宜灸3壮。

【考证】《素问》：刺中肺，三日死，其动为咳。《类经图翼》：主泻五脏之热。《百症赋》：配天突，治咳嗽。《千金方》：吐血唾血，上气咳逆，灸肺俞随年壮。《乾坤生意》：配膏肓，陶道，身柱，治虚损五劳七伤。《神农经》：治咳嗽吐血唾红，骨蒸虚劳。近人多用于支气管炎、哮喘、自汗、盗汗。

心 俞

【位置】 第五胸椎棘突旁开 1.5 寸处。

【功能】 以益心气、安神志为主。

【操作】 针尖略向脊柱斜刺 0.2～0.4 寸，宜灸 3 壮。

【考证】《素问》：刺中心，一日死，其动为噫。《针灸大成》：治伤风，半身不遂，心气乱，吐血，黄疸，目昏，呕吐不下食，小儿心气不足，数岁不语。《外台秘要》：主痃。《玉龙歌》：配白环俞，治遗精，白浊，夜梦鬼交。《千金方》：主吐逆呕不得食。近人用于风湿性心脏病、心动过速、癔病。

膈 俞

【位置】 第七胸椎棘突旁开 1.5 寸处，

【功能】 以治血证、宽胸膈、疗虚损为主。

【操作】 针尖略向脊柱斜刺 0.3～0.5 寸，宜灸 3 壮。

【考证】《素问》：刺中膈，皆为伤中，其病难愈，不过一岁必死。宜注意及之。《难经》：血会膈俞，疏曰，血病治之，盖上则心俞，心主血；下则肝俞，肝藏血；故膈俞为血会，又足太阳多血，血乃水之象也。《类经图翼》：此血会也，诸血病皆宜灸之，如吐血，衄血，虚损昏晕，血热妄行，心肺二经呕血，藏毒便血。《针灸大成》：治心痛，周痹，吐食，痃癖，身常温，不能食，食则心痛，肿胀，胁腹满，自汗盗汗。近人也用于治疗荨麻疹、淋巴结结核。

肝俞

【位置】 第九胸椎棘突旁开 1.5 寸处。

【功能】 以利肝胆、清湿热、调血气、明眼目为主。

【操作】 针尖略向脊柱斜刺 0.3～0.5 寸，宜灸 3 壮。

【考证】《素问》：刺中肝，五日死，其动为语，右侧肝俞深部有肝脏。《针灸大成》：治黄疸鼻酸，咳血，目上视，口干，寒疝，筋寒热，胫筋急相引，转筋入腹将死。《玉龙歌》：肝家血少目昏花，补肝俞。《胜玉歌》：肝血盛，肝俞泻。近人有用于治疗急性白血病、眼病、神经衰弱。

胆俞

【位置】 第十胸椎棘突旁开 1.5 寸处。

【功能】 以清泄肝胆、和胃降逆为主。

【操作】 针尖略向脊柱斜刺 0.3～0.5 寸，宜灸 5 壮。

【考证】《素问》：刺中胆，一日半死，其动为呕。《医学入门》：主头痛目黄，口干，心胀满，吐逆，短气痰闷，食难下，不消，胸胁不能转侧，腋下肿胀，振寒汗不出。《百症赋》：配阳纲，治目黄。《千金方》：配膈俞，膀胱俞，灸治虚劳尿精。近人也用于胃炎、坐骨神经痛。

脾俞

【位置】 第十一胸椎棘突旁开 1.5 寸处。

【功能】 以理脾胃、化水湿为主。

【操作】 针尖略向脊柱斜刺 0.3～0.5 寸，宜灸 5 壮。

【考证】《素问》：刺中脾，十日死，其动为吞。此穴深部为肾、肝脏器所在。《针灸大成》：治多食身瘦，痃癖积聚，胁下满，痃疟不嗜食。《百症赋》：配膀胱俞，治脾虚不消食。《医学入门》：主胁下满，吐泻痢腹胀，黄疸身重，痃癖积聚，腹痛，寒热引脊痛，能食而瘦，腰脊强急，热痉骨痛。近人也用于糖尿病、白细胞减少、荨麻疹、出血性疾病。

胃 俞

【位置】 第十二胸椎棘突旁开 1.5 寸处。

【功能】 以调理脾胃、化湿导滞为主。

【操作】 针尖略向脊柱斜刺 0.3～0.5 寸，宜灸 5 壮。

【考证】《针灸甲乙经》：在十二椎下两旁，相去脊中各一寸五分。按，此穴深度近于肾脏。《针灸大成》：治霍乱，胃寒翻胃，目不明，小儿羸瘦不生肌肤。《医学入门》：主胁痛，脊痛，腹胀，腹痛，肠鸣，呕吐，不食，筋脉挛急。《李东垣》：治中湿。《类经图翼》：治水肿鼓胀，气膈不食，泄泻，积块。近人有用于肝炎、胰腺炎。

肾 俞

【位置】 第二腰椎棘突旁开 1.5 寸处。

【功能】 以补肾强腰、分清别浊为主。

【操作】 针尖略向脊柱斜刺 0.5～0.8 寸，宜灸 5 壮。

【考证】《素问》：刺中肾，六日死，其动为嚏。《扁鹊心书》：一切大病于此灸二三百壮，盖肾为一身之根蒂，先天之真源，本牢则不死；又治中风失音，手足不遂，大风癞疾。《类经图翼》：治色欲过度，虚肿，耳痛耳鸣。《针灸大成》：治虚劳耳聋，肾虚心痛，小便淋尿血，小便浊，梦泄腰痛，消渴，五劳七伤，面黄食不化，身肿，女人积冷成劳，交接羸瘦。近人多用于泌尿、生殖系统疾病、糖尿病、脱发、耳鸣聋。

大肠俞

【位置】 第四腰椎棘突旁开 1.5 寸处。

【功能】 以调理胃肠道、通利大小便为主。

【操作】 直刺 0.5～1.0 寸，宜灸 5 壮。

【考证】《灵光赋》：大小肠俞主大小便。《千金方》：主风，腹中雷鸣，肠澼，泄利，食不消化，小肠绞痛，腰脊疼痛，或大小便难，不能饮食，灸百壮，三日一报。又、主腹中气胀引脊痛，食饮多而身羸瘦，名曰食晦。《针灸说约》：治脊强腰痛，肠澼，大小便不利，五痔疼痛，妇人带下。《李东垣》：中燥治在大肠俞。近人也用于治疗糖尿病。

小肠俞

【位置】 第一骶后孔旁，距正中线 1.5 寸处。

【功能】 以利气通腑为主。

【操作】 直刺 0.5～1.0 寸，宜灸 5 壮。

【考证】《针灸聚英》：十八椎下两旁相去脊中一寸五分。《针灸甲乙经》：主小腹痛控睾引腰脊，疝痛上冲心，腰脊强，溺黄赤，口干。《千金方》：泄注五痢，便脓血，下重腹痛，又、小便不利，小腹胀满虚乏。《类经图翼》：主膀胱三焦津液少，便赤不利，淋沥遗尿，小腹胀满，便痢脓血，脚肿，心烦短气，五痔疼痛，妇人带下。近人用于肠炎、盆腔炎。

膀胱俞

【位置】第二骶后孔旁，距正中线1.5寸处。

【功能】以通利膀胱、分别清浊为主。

【操作】直刺0.5～1.0寸，宜灸5壮。

【考证】《百症赋》：配脾俞，治脾虚食不消。《类经图翼》：主小便赤涩，遗尿泄痢，腰脊腹痛，阴疮，脚膝寒冷无力，女子癥瘕。近人用于生殖、泌尿系统病症、糖尿病。

八　髎

【位置】上、次、中、下髎，左右共八穴。依次在第一、二、三、四骶后孔中。

【功能】以清理下焦、调治经带为主。

【操作】分别直刺0.5～1.0寸，宜灸3壮。

【考证】《千金方》：绝子，疟寒热，阴挺出，不禁白沥，痉脊反折，上髎主之。《针灸大成》：次髎，治疝气，足清，妇人赤白带下。《针灸甲乙经》：小肠胀者，小腹胀而痛，中髎主之。又、癃，中髎主之。《医学入门》：中髎、主五劳，七伤，六极，腰痛，妇人赤淫月事少，大便难，小便淋沥，腹胀，飧泄。《百症赋》：下髎，主湿寒，湿热，近人用于生殖、泌尿系统疾病、坐骨神经痛。

膏肓俞

【位置】第四胸椎棘突旁开3寸处。

【功能】以益肺气、疗虚损为主。

【操作】 针尖向脊柱斜刺0.3寸，宜灸5壮。

【考证】《针灸说约》：主治无所不疗，灸至五百壮，……先辈于此穴取穴甚严，灸法亦甚多。《乾坤生意》：膏肓，陶道，身柱，肺俞，治虚损五劳七伤之紧要穴。《千金方》：膏肓俞，无所不治，至羸瘦虚损，梦中失精，上气咳逆，狂惑忘误。《类经图翼》：主治百病无所不疗。按：本穴不宜直刺及针刺过深，慎防刺伤肺脏。近人用于神经衰弱、肺结核、哮喘。

委中 又名郄中、血郄

【位置】 腘窝横纹之正中处。

【功能】 以清泄暑热、治理腰膝为主。

【操作】 直刺0.5～0.8寸，或点刺出血，不宜灸。

【考证】《资生经》：令人挺伏取之。《四总穴歌》：腰背委中求。《马丹阳天星十二穴歌》：主腰脊痛，风痹膝痛。《针灸聚英》：主霍乱上吐下利，腹中痛绞。《针灸大成》：治膝痛，遗尿，腰重，髀枢痛，大风发眉坠落，刺之出血，生发。《针灸甲乙经》：主热病挟脊痛。《素问》：刺郄中大脉，令人仆脱色。按，此穴深层为腘动脉，点刺出血时应注意。近人有用于中暑、急性胃肠炎。

承山

【位置】 伏卧，足跟用力挺直，当委中与足跟之中点，“人”字形凹陷处。

【功能】 以利气、通络、治痔为主。

【操作】 直刺0.5～0.8寸，宜灸5壮。

【考证】《玉龙歌》：主痔漏。《百症赋》：配长强，主肠风下血。《马丹阳天星十二穴歌》：治腰痛，痔疾，脚气，膝肿，霍乱。《医学入门》：主头痛，鼻衄，指肿，腰脊痛，腹痛，小腹疝气，大便难，脚痉挛，痿痹，跟痛，足下热不久立，转筋霍乱，瘈疭，久痔肿痛，肢肿寒热，汗不出。近人多用于脱肛、痔疮、坐骨神经痛。

昆 仑

【位置】 外踝尖与跟腱中点凹陷处。

【功能】 以祛风、通络、定痫为主。

【操作】 直刺0.3～0.5寸，宜灸3壮。

【考证】《神农经》：治腰背痛，足痛，肩背拘急。《针灸说约》：治脚如结，踝如裂，足跟肿不得履地，霍乱转筋，小儿发痫，瘈疭。《千金方》：主女子孕难，若胞不出。近人有用于子宫疾患、甲状腺肿大。

申 脉 又名鬼路，阳跷

【位置】 外踝下缘凹陷处。

【功能】 以清心定志，舒筋活血为主。

【操作】 针尖向下斜刺0.3寸，不宜灸。

【考证】《医学入门》：主目反上视，或赤痛从内眦始，腰痛，胫寒热不能久坐立，癫疾，鼻衄。《针灸大成》：治风眩，腰脚痛，劳极冷气，脚膝难屈伸，妇人血气痛。《标幽赋》：配金门，治头风，头痛。申脉为十三鬼穴之一。一云，痫病昼发取之。近人也用于精神分裂症、内耳性眩晕。

足少阴肾经

涌　泉

【位置】 足掌心前 1/3 与后 2/3 交界处。

【功能】 以急救醒脑、安神定志为主。

【操作】 直刺 0.3～0.5 寸，不宜灸。

【考证】《杂病穴法歌》：配劳宫，治痫症。又，配少商、人中治小儿惊风。《肘后歌》：治顶心头痛。《针灸说约》：治尸厥，贲豚，急喉痹，热厥，五趾尽痛，不能践地。涌泉穴为回阳九针之一，凡暴亡诸阳欲脱者，均宜治之。近人又多用于高血压、癔病、精神病。

太　溪 又名吕细

【位置】 内踝尖与跟腱中点凹陷处。

【功能】 以补益肾气、健壮腰膝为主。

【操作】 直刺 0.3～0.5 寸，宜灸 3 壮。

【考证】《资生经》：配少泽，治咽干。《千金方》：癥瘕灸内踝后宛宛中随年壮。《针灸大成》：治久疟，咳逆，心痛，腹痛，痃癖，唾血，手足厥冷。《神农经》：治牙痛。《针灸说约》：治烦心不眠，脚气冲心，痛如锥刺，手足厥冷。太溪为回阳九针之一，凡暴亡诸阳欲脱者，均宜取之。近人也用于慢性咽炎、耳鸣、脱发。

照　海 又名阴跷

【位置】 内踝尖直下1寸处。

【功能】 以清热、利咽为主。

【操作】 直刺0.3～0.5寸，宜灸5壮。

【考证】《医学入门》：主嗌干，四肢倦怠，善悲不乐，久疟，卒疝小腹痛，呕吐，嗜卧，大风偏枯不遂，女子淋漓阴挺出……。《玉龙歌》：主大便闭结不通。《兰江赋》：主噤口，喉风。《针灸甲乙经》：主目痛引眦，少腹偏痛，背伛，瘛疭，视昏嗜卧。近人又用于咽喉炎、神经衰弱。

复　溜 又名伏白、昌阳、外命

【位置】 太溪直上2寸处。

【功能】 以调肾气、理水湿为主。

【操作】 直刺0.5～1.0寸，宜灸5壮。

【考证】《十四经发挥》：在足内踝上二寸动脉陷中。《玉龙歌》：无汗伤寒泻复溜。《神农经》：治盗汗不收，面色萎黄。《千金方》：主涎出，鼻孔中痛。《针灸甲乙经》：主嗌干，腹瘛痛，坐卧目䀮䀮，善怒多言。《肘后歌》：配水分，治水肿。《针灸聚英》：肾虚补之。近人有用于肾炎、膀胱炎、睾丸炎。

手厥阴心包络经

曲泽

【位置】仰掌，肘部微屈，当肱二头肌腱的内侧处。

【功能】以宁心定惊、泄热退疹为主。

【操作】直刺 0.5～0.8 寸，宜灸 3 壮。

【考证】《针灸大成》：治心痛，善惊，身热，口干，风疹，手腕不时捶动，伤寒气逆。《资生经》：配肾俞，膈俞，治心痛。《针灸说约》：治风疹，臂手腕动摇。近人也用于中暑。

间使 又名鬼路

【位置】仰掌，内关穴上 1 寸，两筋之间。

【功能】以宁心神、定惊悸、疗疟疾为主。

【操作】直刺 0.3～0.5 寸、宜灸 3 壮。

【考证】《灵光赋》：配水沟，治邪癫。《肘后歌》：疟疾，寒多热少取复溜，热多寒少用间使。《外台秘要》：主喑不能语，咽中哽。《千金方》：主发狂，惊恐。《针灸甲乙经》：主热病烦心善呕。又、主心悬如饥状，善悲而惊狂，面赤目黄。近人多用于癔病、风湿性心脏病。

内关

【位置】仰掌，腕后横纹正中直上 2 寸，两筋之间。

【功能】以宽胸理气、宁心安神为主。

【操作】 直刺0.3～0.5寸，宜灸3壮。

【考证】《十四经发挥》：在掌后，去腕二寸。《杂病穴法歌》：配合谷、阴交，治汗、吐、下。又、配公孙，治腹痛。又、主一切内伤，痰火积块。《兰江赋》：主胸中之病。《针灸大成》：治掌中热，失忘，心痛，目赤，肘挛，支满。《针灸说约》：治中风肘臂不随，心烦失神。近人也用于甲状腺机能亢进、心绞痛、心悸、癫痫、癔病。

劳 宫 又名五里、掌中、鬼路

【位置】 屈指握拳时中指指尖所点处，相当于第二、三掌骨间陷中。

【功能】 以泄热、醒脑、安神、宁心为主。

【操作】 直刺0.3寸、不宜灸。

【考证】《百症赋》：配后溪，治黄疸。《医学入门》：主咽嗌痛，大小便见血不止，风热，善怒喜笑，热病汗不出，惕惕，胸胁不可反侧，咳喘，尿赤，呕吐，血气逆，噫不止，食不下，善渴，口中烂，手痹掌热，黄疸目黄。《玉龙歌》：主满手生疮。劳宫穴为十三鬼穴之一，又回阳九针之一。近人多用于中风昏速、中暑、精神分裂症。

手少阳三焦经

阳 池 又名别阳

【位置】 俯掌，腕上横纹陷中。

【功能】 以舒筋、通络、解热、止渴为主。

【操作】 直刺0.3寸，宜灸3壮。

【考证】《针灸说约》：主腕痛无力，肩臂痛不得举。《千金方》：治消渴，口干，烦闷。《外台秘要》：主寒热、疟。近人也用于感冒、扁桃体炎。

外 关

【位置】 手背侧腕后横纹上二寸，两骨之间，与内关穴相对。

【功能】 以解表清热为主。

【操作】 直刺0.3～0.5寸，宜灸3壮。

【考证】《杂病穴法歌》：主一切风寒暑湿邪，头痛发热。《外台秘要》：主耳聋无所闻。《针灸甲乙经》：主口僻禁。《针灸大成》：治耳聋，手五指痛，不能握物。近人又用于偏瘫、腮腺炎。

支 沟 又名飞虎

【位置】 手背侧腕后横纹上三寸，外关穴上一寸处。

【功能】 以清热通便、理气止痛为主。

【操作】 直刺0.3～0.5寸，宜灸3壮。

【考证】《杂病穴法歌》：大便虚闭，补之。《标幽赋》：主胁疼肋痛。《医学入门》：主面赤，目赤，嗌痛，暴喑，口噤，呕吐，霍乱，腋痛，真心痛，肘臂酸痹，马刀肿瘘，漏疮，疥，妇人脊急，四肢不举，热病汗不出。《针灸甲乙经》：咳，面赤热。近人多用于习惯性便秘。

肩髎

【位置】 肩峰突起后端之下方凹陷处。

【功能】 以通经活络止痛为主

【操作】 直刺0.5～1.0寸，宜灸5壮。

【考证】《针灸说约》：主肩重不举，臂痛。近人多用于肩周痛、偏瘫。

翳风

【位置】 耳垂后方，乳突和下颌角之间凹陷处。

【功能】 以疏风、通络、治耳为主。

【操作】 针尖向上斜刺0.3～0.5寸，宜灸3壮。

【考证】《千金方》：在耳后陷中，按之引耳中。《针灸聚英》：针经先以铜钱二十文令患人咬之寻取穴中。《玉龙歌》：主耳聋气闭，瘰疬。《针灸甲乙经》：主痉不能言。又、主口僻不正失欠，口不开。《千金方》：主牙齿龋痛。近人多用于面神经麻痹、腮腺炎、耳鸣、耳聋

耳门

【位置】 耳屏上切迹前，张口有凹陷处。

【功能】 以通耳窍、治牙痛为主。

【操作】 直刺0.3分，宜灸3壮。

【考证】《天星秘诀》：配五会、三里，治耳鸣腰痛。《针灸甲乙经》注耳聋鸣，头颌痛。《百症赋》：配丝竹空，治牙痛。近人多用于耳鸣聋、下颌关节炎。

丝竹空

【位置】 眉梢外侧凹陷处。

【功能】 以祛头风、疗目疾为主。

【操作】 针尖向外侧横刺 0.3～0.5 寸，不宜灸。

【考证】《针灸大成》：治头重目眩，头痛，风痫，目戴上不识人，眼睫毛倒，发狂吐涎沫，偏正头痛。《胜玉歌》：配攒竹，治目内红肿。《铜人腧穴针灸图经》：禁灸、灸之不当，使人目小及盲。近人多用于面神经麻痹、头痛。

足少阳胆经

瞳子髎 又名太阳

【位置】 目外眦旁约五分，当眶外侧缘处。

【功能】 以治目病、疗头痛为主。

【操作】 针尖向外侧横刺 0.3～0.5 寸，不宜灸。

【考证】《类经图翼》：主头痛，目痒，外眦赤痛，翳膜青盲，远视䀮䀮，泪出多眵。又、配少泽，治妇人乳肿。《针灸说约》：治头痛，目痒，目赤痛。近人有用于视神经萎缩、夜盲。

听　会

【位置】 耳屏间切迹前凹陷处，相当于下颌关节髁状突的后缘。

【功能】 以通耳窍、祛头风为主。

【操作】 直刺0.3寸，宜灸3壮。

【考证】《针灸甲乙经》：发寒热其目泣出，头不痛者，听会主之。《外台秘要》：主寒热喘喝，目不能视，目泣出，头痛，耳中飕风，齿龋痛。近人用于面瘫、耳疾。

风　池 又名热府

【位置】 枕骨粗隆直下凹陷处与乳突之间，与风府穴相平，即胸锁乳突肌与斜方肌上端之间陷中。

【功能】 以疏风散热、醒脑明目为主。

【操作】 直刺0.3～0.5寸，宜灸3壮。

【考证】《伤寒论》：太阳病初服桂枝汤反烦不解者，先刺风池、风府，却与桂枝汤则愈。《胜玉歌》：主头风、头痛、灸三壮。《针灸说约》：治洒淅恶寒，寒热汗不出，目眩头痛，颈项强不得回顾，耳塞目不明。《铜人针灸腧穴图经》：足少阳、阳维之会，治洒淅寒热，温病汗不出，目眩苦头痛，痎疟，颈项痛不得回顾，目泪出，欠气，鼻衄，目内眦赤痛，气发耳塞，目不明，腰伛偻，项筋无力不收。《外台秘要》：主寒热，癫疾僵仆，热病汗不出，头眩痛，疟。近人常用于感冒、头痛、高血压、脑病、耳病、眼病。

肩　井 又名膊井

【位置】 肩上，前直对乳中，当大椎穴与肩峰端连线之中点处。

【功能】 以利气、止咳、活血、消肿为主。

【操作】 直刺0.3－0.5寸，宜灸5壮。

【考证】《针灸聚英》：手足少阳、足阳明、阳维之会，连五脏。《针灸甲乙经》：主肩背髀痛，臂不举，寒热凄索。《百症赋》：主乳痈。《千金方》：主难产。又、上气咳逆短气，风劳百病，灸肩井二百壮。按，本穴不可深刺，内部为肺尖。近人有用于乳腺炎、功能性子宫出血、颈淋巴结结核。

日　月 又名胆募、神光

【位置】上腹部，乳头直下，第七肋间，前正中线旁开 4 寸处。即期门直下一肋。

【功能】以疏肝、利胆为主。

【操作】斜刺 0.3～0.5 寸，宜灸 3 壮。

【考证】《外台秘要》：胆经募，在期门下五分，灸五壮，主太息善悲，小腹有热，欲走多唾，言语不正，四肢不收。《千金方》：吐呕宿汁，吞酸。近人用于胆囊炎、肋间神经痛。

京　门 又名气府、气俞、肾募

【位置】侧腰部，第十二肋骨游离端之下。

【功能】以治肾、利尿为主。

【操作】斜刺 0.3～0.5 寸，宜灸 3 壮。

【考证】《针灸甲乙经》：主溢饮，水道不通，溺黄，小腹痛，里急肿，洞泄，体痛引骨。《针灸大成》：治肠鸣小腹痛，肩背寒，痉，肩胛内廉痛不得俯仰。近人有用于肾炎、腹泻。

带　脉

【位置】侧腹部第十一肋骨游离端下方与脐相平处。

【功能】 以通带脉、理经带为主。

【操作】 直刺0.5～0.8寸，宜灸5壮。

【考证】《医学入门》：主妇人小腹坚痛，月水不调，赤白带，里急瘈疭。《针灸甲乙经》：主妇人少腹坚痛，月水不通。近人用于妇科病。

环 跳 又名髌骨、分中

【位置】 股外侧，侧卧屈股，当股骨大转子最高点与骶骨裂孔（尾骶骨）连线的外1/3与内2/3交点处。

【功能】 以通经络、利腰膝为主。

【操作】 直刺或针尖略向下肢斜刺1.0～2.0寸，宜灸10壮。

【考证】《医学入门》：在髀枢碾子骨之后宛宛中，侧卧蜷上足、伸下足取之。主风湿冷痹，风疹，偏风半身不遂，腰胯痛不可转侧及胸胁痛无常处，腰胁相引急痛，髀枢中痛，胫痛，膝痹不仁。《肘后歌》：主腰腿痛。环跳穴又为回阳九针之一。近人常用于坐骨神经痛、下肢麻痹、瘫痪，也有用于妇科病。

阳陵泉

【位置】 屈膝，腓骨小头前下方凹陷处。

【功能】 以疏肝利胆、强筋通络为主。

【操作】 直刺0.5～1.0寸，宜灸7壮。

【考证】《难经》：筋会阳陵泉，筋病治此。《针灸聚英》：主膝伸不得屈，髀枢膝骨冷痛，脚气，膝内外廉不仁，偏风半身不遂，脚冷无血色。苦嗌中介然，头面肿，足筋挛。《通玄指要赋》：主胁下肋边痛。《针灸甲乙经》：主胆胀者胁下痛胀，口苦好太息。又、主胁下支满，呕吐逆。《类经图翼》：筋软，筋缩，筋疼，寒热头痛，口舌咽喉中及头面肿，胸胁胀满，心中怵惕。近人多用于肝、胆疾病、高血压、肩周炎、肋间神经痛。

光　明

【位置】 外踝尖直上五寸，腓骨前缘处。

【功能】 以调肝、益目为主。

【操作】 直刺0.5～1.0寸，宜灸5壮。

【考证】《席弘赋》：配睛明、合谷，治眼病。《千金方》：主腹足清，寒热汗不出。《医学入门》：主热病汗不出，卒狂，虚则痿痹坐不能起，实则足胫热膝痛无力。近人用于夜盲、视神经萎缩、白内障；也有用于精神病、狂犬病、脊髓劳。

悬　钟 又名绝骨

【位置】 外踝尖直上三寸，腓骨前缘处。

【功能】 以舒筋骨、强腰膝为主。

【操作】 直刺0.5～0.8寸，宜灸5壮。

【考证】《针灸聚英》：足外踝上3寸动脉中，寻摸尖骨者乃是绝骨……足三阳之大络。《千金方》：绝骨灸百壮，治风身重，心烦，足胫疼。又、主腹满，五淋，湿痹流肿，髀筋急，瘈胫痛，病热欲呕。《标幽赋》：配环跳，主躄足。《针灸说约》：治心腹满，胃热不食，脚气不仁。近人用于肩周炎、颈椎病、颈淋巴结结核、腰腿痛。

丘　墟

【位置】 足外髁前下方，趾长伸肌腱的外侧凹陷处。

【功能】以疏肝利胆、理气通络为主。

【操作】直刺0.5～0.8寸，宜灸3壮。

【考证】《针灸大成》：主胸胁满痛，胃中热，脚气膝胫痛，逆气，虚劳，目生翳，卒疝，腰胯痛。《胜玉歌》：配绝骨、昆仑、治踝跟骨痛。《针灸甲乙经》：主目视不明，振寒，目翳瞳子不见，腰两胁痛，脚酸转筋。又、主疟振寒。近人又用于胸胁痛、胆囊炎。

足厥阴肝经

大敦

【位置】足大趾外侧，距趾甲角0.1寸处。

【功能】以疏肝、理气、止痛为主。

【操作】直刺0.1寸，或点刺出血，宜灸3壮。

【考证】《医宗金鉴》：在足大趾端去爪甲后如韭叶许外侧聚毛中。《杂病穴法歌》：配太冲，治七疝。《针灸甲乙经》：主卒心痛，汗出，出血立已。又、主小儿痫瘈，遗精溺，虚则病诸痫癫，实则闭癃，小腹中热，善寐。《乾坤生意》：配三阴交，治小肠气痛。又治一切冷气连脐腹结痛，小便遗溺。近人多用于疝气、睾丸炎、血尿、崩漏。

行间

【位置】足背侧，第一、二趾缝间。

【功能】以疏肝气、定惊悸为主。

【操作】 针尖向上方针刺0.3～0.5寸，宜灸3壮。

【考证】《千金方》：在足大趾间动脉应手陷中。《针灸大成》：治呕吐，洞泄，消渴，小便难，茎中痛，腰痛，心痛，癫疾，七疝，妇人月经过多不止。《百症赋》：配睛明，治雀目肝气。又、配涌泉，去消渴之肾竭。《医学入门》：主目盲泪出，口㖞，嗌干，咳嗽，呕血，心痛……。近人多用于头痛、疝气、小儿惊风、糖尿病。

太冲

【位置】 足背侧，第一、二趾缝上1.5寸处。

【功能】 以疏肝利气、定惊安神为主。

【操作】 直刺0.3～0.5寸，宜灸3壮。

【考证】《针灸聚英》：大足趾本节后二寸，或云一寸半，穴间动脉应手。《马丹阳天星十二穴歌》：太冲穴，动脉知生死，能医惊痫风，咽喉并心胀，两足不能行，七疝偏坠肿，眼目似云朦，亦能疗腰痛。《百症赋》：主唇㖞。《杂病穴法歌》：配迎香、临泣、合谷，治赤眼。又、配合谷，治鼻塞、鼻痔、鼻渊。《标幽赋》：配合谷，主寒热痹痛（俗称开四关）。《千金方》：主黄疸，温疫毒。《针灸甲乙经》：主痉互引善惊。又、主飧泄。又、主黄瘅，热中善渴。近人多用于高血压，头痛，失眠，肝炎，口、鼻、目疾，四肢关节痛。

曲泉

【位置】 屈膝，膝关节内侧横纹端有凹陷处。

【功能】 以疏泄肝气、通利膀胱为主。

【操作】 直刺0.5～0.8寸，宜灸5壮。

【考证】《针灸说约》：治泄痢脓血，发狂，衄血，女子血症按之如汤浸，股内少腹肿，丈夫溃疝，阴股痛，风劳，失精，阴肿，胫痛。《肘后歌》：主脐腹痛。又、配大杼，治风痹痿厥。近人也用于疝气、前列腺炎、阳痿、子宫下垂。

章 门 又名长平、胁髎、脾募

【位置】 侧腹部，第十一浮肋前端，屈肘合腋时，正当肘尖尽之。

【功能】 以健脾益气为主。

【操作】 斜刺 0.3～0.5 寸，宜灸 5 壮。

【考证】《千金翼方》：多汗，四肢不举，少力，灸长平五十壮。《针灸说约》：治胁肋支满，肠鸣，食不化，呕吐不得卧，厥逆，脊强，四肢懈惰，身黄，少气，洞泄，狐疝，小儿病瘈吐乳，脾之募也，为脏之会。按：章门穴内部右侧为肝右叶前缘，左侧当脾下方，肝脾肿大病人，不宜深刺。近人用于肝脾肿大、腹胀、呕吐。

期 门 又名肝募

【位置】 胸部，乳头直下第六肋间，巨阙穴旁三寸五分处。

【功能】 以疏泄肝胆、利气止痛为主。

【操作】 斜刺 0.3～0.5 寸，宜灸 5 壮。

【考证】《医学入门》：不容外一寸半，乳下二肋端。《天星秘诀》：配三里，治伤寒过经不出汗。《千金方》：奔豚，灸期门百壮。《针灸甲乙经》：主痉，腹大坚不得息。又、主伤食，胁下满，不能转展反侧，目青而呕。又、主癃，遗溺，鼠鼷痛，小便难而白。又、主霍乱泄注。又、主瘖不能言。按：期门之穴当肺脏所在，不宜深刺。近人用于肋间神经痛、胆囊炎。

督脉

长强 又名尾闾、骶尾、厥骨、穷骨

【位置】尾骨端与肛门连线之中点处。

【功能】以调理任督、治痔止泄为主。

【操作】针尖向上与骶骨平行刺入0.3～0.5寸，宜灸5壮。

【考证】《针灸大成》：主肠风下血，久痔瘘，腰脊病，狂病，大小便难，头重洞泄，五淋，疳蚀下部，小儿囟陷，惊痫，瘈疭，呕血，惊恐，失精，瞻视不正，慎冷食、房事。《千金方》：主病寒脱肛，灸七壮。按：长强穴针刺角度与深度要注意，防止损伤直肠。近人用于脱肛、痔疮、阴囊湿疹、精神分裂症。

命门

【位置】第二、三腰椎棘突之间凹陷处。

【功能】以培补元气为主。

【操作】针尖略向上方刺0.5～0.8寸，宜灸3壮。

【考证】《针灸说约》：主肾虚腰痛，泄精，耳鸣，头痛，骨蒸，妇人带下。《千金方》：痔漏，下血，脱肛，不食，长泄痢，妇人崩中去血，带下，淋浊皆灸之。《玉龙歌》：配肾俞，治腰痛。后世认为命门是元气之根、五脏六腑之本。按：第一腰椎以上（正中线）的穴位，应注意针刺角度、深度，慎防损伤脊髓。如针刺时病人有触电样感觉，应停止捻转立即出针，并引起重视。命门穴，近人多用于腰痛、阳痿、遗精、遗尿、盆腔炎、子宫内膜炎。

大　椎 又名百劳

【位置】第七颈椎与第一胸椎棘突之间凹陷处。

【功能】以保健强壮、醒脑宁神、疏风散热为主。

【操作】针尖略向上刺入0.5～0.8寸，宜灸5壮。

【考证】《素问》：在第一椎上与肩平也。《针灸说约》：治骨蒸劳热，呕吐，颈项强急，衄血不止。《医学入门》：主五劳七伤，温疟痃痓，背膊闷，项强不得回顾，伤寒热盛，烦呕，风劳食气。《卫生宝鉴》：水渍入胃名为溢饮，滑泄，渴能饮水、水下复泄、泄而大渴，此无药证，当灸大椎以年为壮。《神农经》：主小儿急慢惊风。《寿世保元》：治疟如神。按：本穴不宜深刺，如有肢体触电感觉，不可再作捻转，立即出针。近人常用于发热、疟疾、咳嗽、气喘、肺结核、癫痫、精神病、血液病、湿疹。

哑　门

【位置】第一、二颈椎棘突之间，项后发际上0.5寸。

【功能】以清脑开窍为主。

【操作】直刺0.3～0.5寸，不可灸。

【考证】《类经图翼》：主中风，尸厥暴死，不省人事。《百症赋》：配关冲，治舌缓不语。哑门为回阳九针之一。按：此穴不可深刺，慎防损伤延脑，如病者有触电样感觉，即应停止旋转、出针。近人用于聋哑、脑瘫、精神分裂症。

风 府

【位置】 项后发际正中上一寸，枕外粗隆，直上凹陷处。

【功能】 以通脑开窍、定癫安狂为主。

【操作】 直刺0.3～0.5寸，不可灸。

【考证】《针灸聚英》：在项后入发际一寸，大筋宛宛中。《外台秘要》：督脉阳维之会，主头痛、项强不得回顾，目眩晕，不得喘息，舌急难言，易狂多言不休，狂走欲自杀，目反，妄见，暴喑不得言，嗌喉痛，足不仁。《行针指要歌》：或针风，先向风府、百会中。《肘后歌》：配环跳，主腰腿痛。《儒门事亲》：后顶、强间、脑户、风府四穴，不可轻用针灸，以避忌多故也。若有误，不幸令人瘖。风府为十三鬼穴之一，治一切癫狂病。近人用于头痛、项强、中风失语。

百 会 又名巅上、天满、三阳五会

【位置】 头顶正中线与两耳尖连线之交点处。

【功能】 以升阳固脱、开窍定神为主。

【操作】 沿皮向前或向后刺0.2～0.5寸，宜灸5壮。

【考证】《类经图翼》：百病皆治。《百症赋》：配尾翳，治脱肛。《杂病穴法歌》：治尸厥。《针灸甲乙经》：顶上痛，风头重，目如脱，不可左右顾，百会主之。《千金方》：主狂痫不识人，癫病风乱。《针灸大成》：主头风，中风，言语謇塞，口噤不开，偏风半身不遂，心烦闷，惊悸，健忘，心神恍惚无心力，痎疟，脱肛，风痫，青风，心风，角弓反张，羊鸣多哭，言语不择，发时即死，吐沫，汗出而呕，饮酒面赤，脑重，鼻塞，头痛，目眩，食无味，百病皆治。按：本穴内通于脑，只可沿皮刺，若刺深，误中于脑者立死。凡小儿囟门未合及脑积水病人均属禁针。近人多用于头痛、中风、失语、癔病、癫狂、脱肛、失眠、高血压、休克。

水 沟 又名人中、鬼宫、鬼市

【位置】 人中沟上1/3与2/3交界处。

【功能】 以急救苏醒、定惊安神为主。

【操作】 针尖向上斜刺0.3～0.5寸，宜灸3壮。

【考证】《老子释略》：鼻为天门，口为地户，天地之间人中是也。《针灸说约》：治癫痫，水气温疫，口眼㖞僻。《类经图翼》：主中风口禁，牙关不开，卒中恶邪，鬼击不省人事，癫痫卒倒，消渴多饮，水气，偏身浮肿，瘟疫，口眼㖞僻；若风水面肿，针此一穴，出水尽即顿愈。《玉龙歌》：伛补曲池，泻人中。《神农经》：小儿急慢惊风，可灸三壮，炷如小麦。《针灸甲乙经》：主鼻鼽不得息，不收涕，不知香臭，衄不止。水沟又为十三鬼穴之第一，统治一切癫狂病。近人常用于休克、昏迷、中暑、精神分裂症、癫痫、小儿惊风、急性腰扭伤、晕车、晕船。

任 脉

中 极 又名气原、玉泉、膀胱募

【位置】 下腹部，前正中线，脐下4寸处。

【功能】 以调经止带、通利小便为主。

【操作】 直刺0.5～1.0寸，宜灸5壮。

【考证】《医学入门》：主妇人下元冷虚损，月事不调，赤白带下，灸三遍，令生子。《神农经》：治血结成块，月水不调，产后恶露不止，脐下积聚疼痛，血崩不止，可灸十四壮。《针灸甲乙经》：主丈夫失精。《千金方》：主奔豚腹肿不得息；又、主腰痛，小便不利。《素问》：刺少腹中膀胱溺出，令人少腹满。按：包括中极在内邻近膀胱的穴位，应先排空小便后针刺。如膀胱充盈的病人更应注意不可深刺。近人多用于小便不利、阳痿、遗精、月经不调、不孕症。

关 元 又名丹田、次门、小肠募、大中极

【位置】 下腹部，前正中线，脐下 3 寸处。

【功能】 以调补元气、通经止遗为主。

【操作】 直刺 0.5～1.0 寸，宜灸 7 壮。

【考证】《席弘赋》：配照海、阴交、曲泉、气海、治七疝小腹痛。《医学入门》：主诸虚损，老人泄泻，遗精白浊，令人生子。《扁鹊心书》：脑疽发背诸般疔疮恶毒，须灸关元三百壮，以保肾气；又、虚劳咳嗽，潮热咯血，吐血，六脉弦紧，此乃肾气损而欲脱也，急灸关元三百壮，内服保元丹，可保性命。又、主中消病，多食而四肢羸瘦，困倦无力。《针灸大成》：积冷虚乏，脐下绞痛，冷气结块痛，寒气入腹痛，失精，白浊，溺血，七疝，风眩头痛，转脬闭塞小便不通，黄赤劳热，石淋五淋，泄利，贲豚抢心，脐下结血、状如复杯，妇人带下，月经不通，绝嗣不生，胞门闭塞，腹满下血，产后恶露不止。《类经图翼》：本穴，在人身上下四旁之中，故又名大中极，乃男子藏精，女子蓄血之处。近人常用于生殖及泌尿系统疾病，并作强壮之用。

气　海 又名脖胦、丹田

【位置】　下腹，前正中线，脐下1.5寸处。

【功能】　以益肾、补气为主。

【操作】　直刺0.5～1.0寸，宜灸10壮。

【考证】《针灸大成》：脐下一寸半宛宛中，男子生气之海。《针灸说约》：治脏气虚惫，真气不足，阳脱冷气，伤寒舌卷卵缩，尿涩，羸瘦，妇人带下，小儿遗尿诸疾；一曰，一切气疾久不差者灸之有效。《席弘赋》：主五淋。又、配水分，治水肿。又、嗌不住，灸气海。《医学入门》：气海多灸，能令人生子。《寿世保元》：呃逆，灸气海三五壮。《针灸甲乙经》：主小腹疝气。《灵枢》：肓之原，出于脖胦。近人常用于生殖、泌尿系统疾病，兼治气虚之证。

中　脘 又名太仓、胃募、中管

【位置】　上腹，前正中线，脐上4寸处。

【功能】以调理胃肠、回阳救逆为主。

【操作】　直刺0.5～1.0寸，宜灸10壮。

【考证】《针灸说约》：治腹部诸病。《肘后歌》：腹痛虫积。《针灸甲乙经》：主溢饮，胁下坚痛。又、主小儿痫症，霍乱，黄疸，肠鸣泄泻。《扁鹊心书》：黄帝灸法，气厥，尸厥，灸五百壮；产后血晕，灸中脘五十壮。中脘穴为回阳九针之一。按：中脘穴深部有胃、胰腺及腹主动脉，针刺不可过深，肝脾肿大患者，更宜慎之。近人常用于胃、肠疾病，高血压，神经衰弱，精神病。

上　脘 又名胃脘、上纪、胃管、上管

【位置】 上腹，前正中线，脐上5寸处。

【功能】 以理胃肠、疗惊悸为主。

【操作】 直刺0.5～1.0寸，宜灸10壮。

【考证】《外台秘要》：上脘、中脘、下脘，“脘”皆作“管”。《医学入门》：主心中烦热，胀满不能食，霍乱吐利，心痛不得卧，心风惊悸，闷哕，伏梁气，贲豚气，风痫热痛，身热汗不出，三虫多涎。《千金方》：灸主心下坚，积聚冷胀，吐逆食不下。近人多用于胃病、黄疸、癫狂。

巨　阙 又名心募

【位置】 上腹，前正中线，脐上6寸处。

【功能】 以宁心安神、和胃降逆为主。

【操作】 直刺0.5～0.8寸，宜灸7壮。

【考证】《医学入门》：主心中烦闷，热病胸中痰饮，息贲，唾血，风癫浪言、或作马鸣，不食无力，数种心痛，虫痛，蛊毒，霍乱不识人，腹满，手臂不举。《神农经》：主心腹积气。按：本穴不宜深刺，慎防伤及肝、心脏器。近人用于癫、狂、痫，胃病，胆道蛔虫症，膈肌痉挛。

膻　中 又名上气海、胸膛、心包募

【位置】 胸骨上，两乳头中间，妇女从第四肋间隙按至胸骨正中线中央处。

【功能】 以疏调气机、通利胸膈为主。

【操作】 针沿皮刺0.3～0.5寸，宜灸5壮。

【考证】 膻中一说在第5胸肋关节、胸正中线上。《针灸大成》：主上气短气，咳逆噎气，高气喉鸣，喘咳不得食，胸中如塞，心胸痛，咳嗽，肺痈吐痰，呕吐涎沫，妇人乳汁少。《类经图翼》：主伤寒，风痰壅盛。近人用于胸痛、哮喘、乳腺炎。

承 浆 又名天地、鬼市

【位置】 面部，下颌中线，下唇缘下方凹陷处。

【功能】 以通调任脉、治理癫狂为主。

【操作】 针尖向上斜刺0.3寸，宜灸3壮。

【考证】《类经图翼》：主治偏风半身不遂，口眼㖞斜，口噤不开，暴瘖不能言，及治任之为病，其苦内结，男子为七疝，女子为瘕聚。《胜玉歌》：主头项强急。《针灸甲乙经》：主消渴嗜饮。又、主痓，口噤，口干，小便赤黄或不禁。又、配委中治衄血不止。承浆又为十三鬼穴之一。近人用于中风、面神经麻痹、癫狂、流涎。

经外奇穴

印 堂

【位置】 额部，两眉头连线中点。

【主治】 头痛，眩晕，鼻炎，目病，惊厥，失眠。

【操作】 针尖向下刺0.3～0.5寸，灸3壮。

太阳

【位置】颞部，眉梢与目外眦之间，向后约1寸凹陷处。
【主治】头痛，目疾，面神经麻痹，三叉神经痛。
【操作】针斜向外侧刺0.3寸，不宜灸。

四神聪

【位置】百会穴之左右前后各一寸。
【主治】中风，眩晕，癫，狂，痫。
【操作】针向百会穴沿皮刺0.2寸，不宜灸。

夹承浆

【位置】承浆穴之左右各一寸。
【主治】面颌肿，唇㖞。
【操作】针向承浆穴斜刺0.3寸，宜灸3壮。

胃上穴

【位置】脐上，下脘穴旁开4寸。
【主治】胃下垂，消化不良。
【操作】针尖向上斜刺0.5～1.0寸，宜灸3壮。

子宫穴

【位置】下腹，中极穴旁开3寸。

【主治】子宫下垂，月经不调，不孕。
【操作】直刺0.5～1.0寸，宜灸3壮。

肩内陵

【位置】垂臂，肩前腋前纹端与肩髃穴连线中点。
【主治】肩周炎，前臂痛。
【操作】直刺0.5～1.0寸，灸5壮。

八　邪

【位置】微握拳，第1～5掌骨小头之间，左右共八穴。
【主治】手背肿痛，手指麻木。
【操作】针尖向手掌刺0.5～0.8寸，也可点刺出血。

十　宣

【位置】手十指尖端，距指甲约0.1寸处。
【主治】急救中风，中暑，昏迷，惊厥，癫狂，癔病。
【操作】浅刺0.1寸，或点刺出血。

膝　眼

【位置】屈膝，髌骨韧带两侧凹陷处，在内侧的称内膝眼，在外侧的称外膝眼。
【主治】膝关节及周围软组织病。
【操作】针尖向膝中斜刺0.5～1.0寸，宜灸3壮。

胆囊穴

【位置】 下肢外侧，阳陵泉穴下约 2 寸，有压痛是穴。

【主治】 急、慢性胆道疾病。

【操作】 直刺 1.0～1.5 寸，可灸。

阑尾炎

【位置】 下肢，足三里穴下约 2 寸，有压痛是穴。

【主治】 急、慢性阑尾炎。

【操作】 直刺 0.8～1.5 寸，可灸。

八 风

【位置】 第一至第五跖趾关节的后缘，两跖骨之间，左右共 8 穴，(其中包括太冲、陷谷、地五会)。

【主治】 末梢神经炎，足背红肿，蛇咬伤。

【操作】 针尖向上斜刺 0.3～0.8 寸。

十三鬼穴

【位置】 即：水沟、少商、隐白、大陵、申脉、风府，颊车、承浆、劳宫、上星、曲池、舌下中缝、男会阴、女玉门头。

【主治】 癫狂。

【操作】 参见各穴，俱用针刺。

回阳九针穴

【位置】 即：哑门、中脘、合谷、足三里、三阴交、涌泉、太溪、劳宫、环跳。

【主治】 暴亡诸阳欲脱。

【操作】 参见各穴，俱用针刺。

附　编

一、各部折量分寸

1. 头部

前发际至后发际，为 12 寸；眉心印堂至前发际为 3 寸；后发际至大椎为 3 寸。前发际不明者，可从眉心向上计算；后发际不明者，也可以枕骨下的风府作标准，风府为后发际上 1 寸。

两乳突（完骨）之间为 9 寸，两前额发角（头维）之间为 9 寸。

2. 胸腹部

两乳头或两侧锁骨上窝中点（缺盆）之间为 8 寸；腋平线至季肋（十一肋）之间为 12 寸。胸部高度以肋间隙作准。乳中线或锁骨中线距正中线为 4 寸，锁骨下三角（云门）距正中线为 6 寸。

天突至歧骨（胸剑联合）为 9 寸；歧骨至脐中为 8 寸；脐中至耻骨联合上方为 5 寸。胸部与胁肋部的取穴直寸，一般根据肋骨计算。

3. 背腰部

肩胛骨内缘至背正中线（即脊柱）为 3 寸。

4. 上肢部

腋横纹至肘横纹为 9 寸；肘横纹至腕横纹为 12 寸。

5. 下肢部

耻骨平线至股骨内上髁为 18 寸；胫骨内侧髁下至内髁高点为 13 寸；股骨大转子至髌骨下为 19 寸；髌骨下至外踝高点为 16 寸。

二、针灸取穴参考图

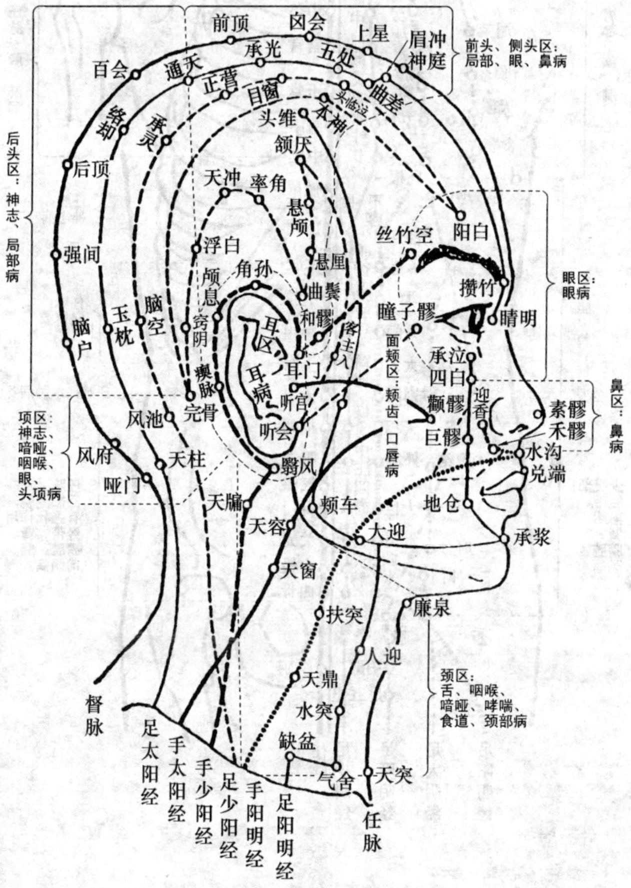

头面颈部腧穴与主治分布图

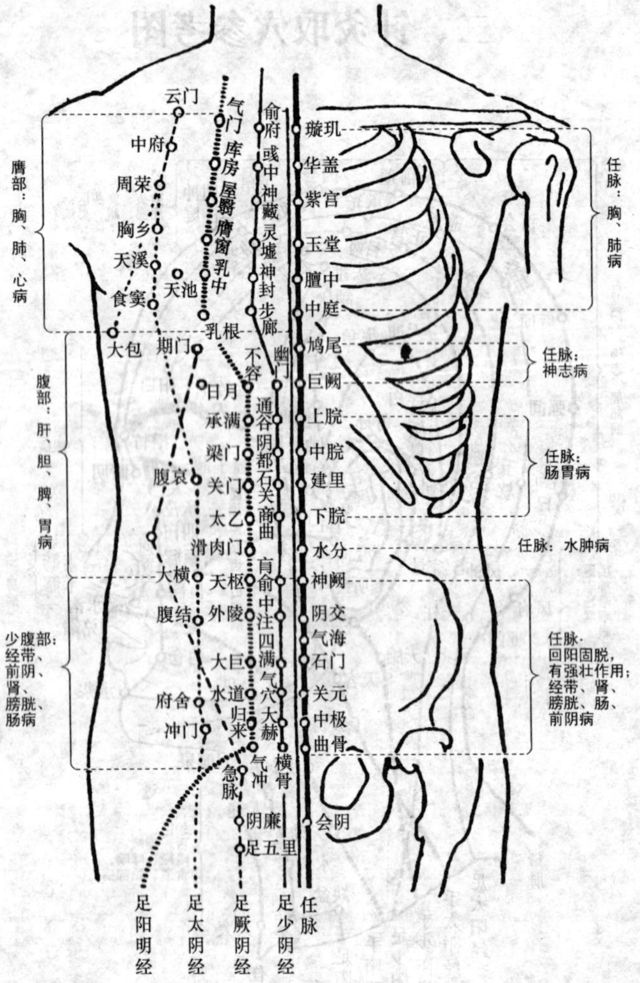

胸腹部腧穴与主治分布图

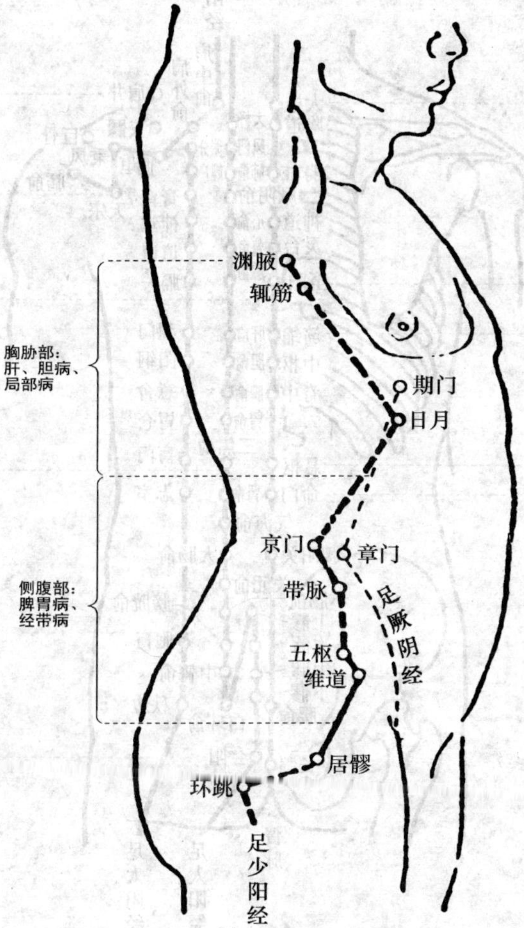

肋部腧穴与主治分布图

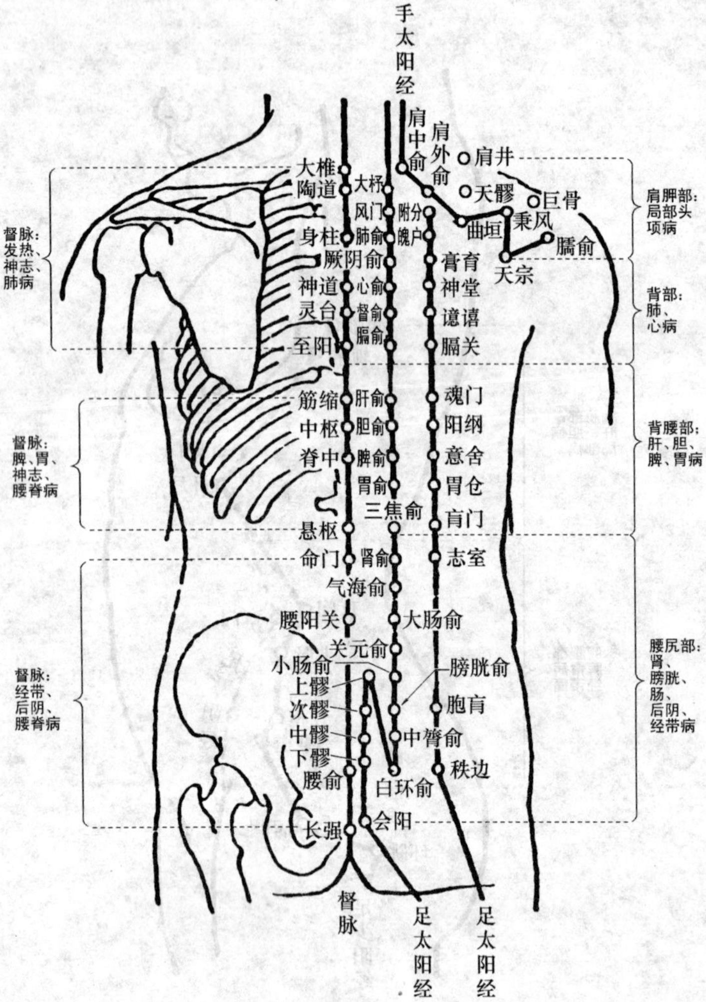

肩背腰骶部腧穴与主治分布图

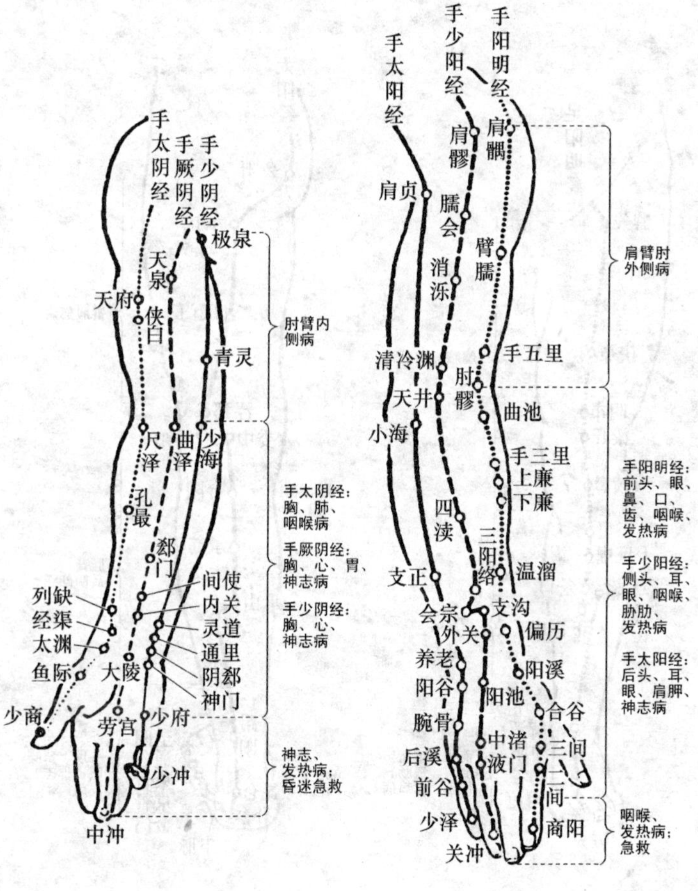

上肢部腧穴与主治分布图

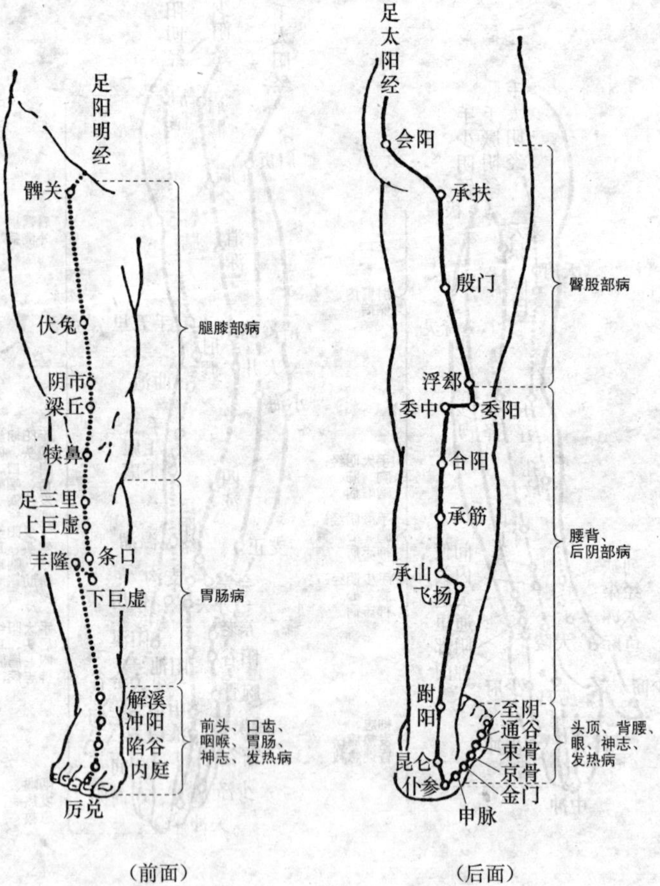

下肢部腧穴与主治分布图（前后）

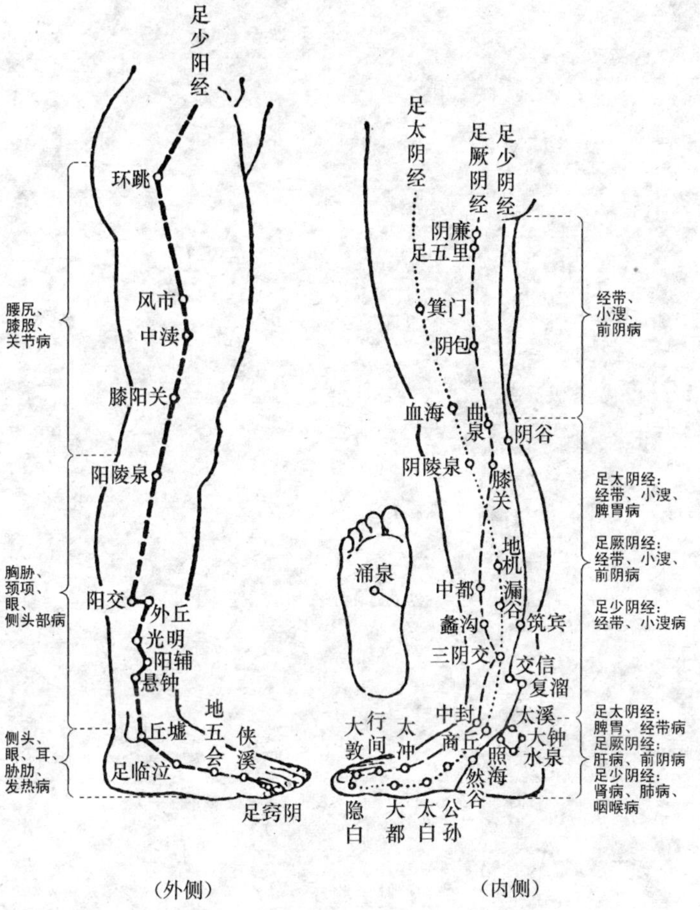

下肢部腧穴与主治分布图（内外）